Sinusites e Rinossinusites

Sinusites e Rinossinusites

Jean-Michel Klossek

Colaboradores
P. Arrué, B. Bertrand, L. Castillo, S. Collet, P. Dessi, L. Dubreuil, W. Fabry, J.-C. Ferrié, J.-P. Fontanel, J.-P. Friedrich,
P. Gehanno, R. Jankowski, J.-Y. Lacomme, G. Le Moal, J. Percodani, J.-J. Pessey, R. Peynegre, R. Robert, E. Serrano,
D. Stoll, Y. Truilhe, P. Van Cauwenberge, T. Van Den Abbeele, C. Wang, J.-B. Watelet

Revisão Técnica
Aldo Stamm
*Chefe do Centro de Otorrinolaringologia de São Paulo do
Hospital Professor Edmundo Vasconcelos – São Paulo, SP
Mestrado em Otorrinolaringologia
Doutor em Medicina pela Universidade Federal de São Paulo*

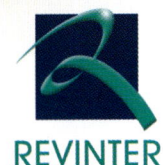

REVINTER

Sinusites e Rinossinusites
Copyright © 2005 by Livraria e Editora Revinter Ltda.

ISBN 85-7309-875-9

Todos os direitos reservados.
É expressamente proibida a reprodução
deste livro, no seu todo ou em parte,
por quaisquer meios, sem o consentimento
por escrito da Editora.

Tradução
MARIA DA GRAÇA FIGUEIRÓ DA SILVA TOLEDO
Fisioterapeuta Graduada na Faculdade de Ciências da Saúde IPA – IMEC
Tradutora Graduada pela PUC-RS

Revisão Técnica
ALDO STAMM
Chefe do Centro de Otorrinolaringologia de São Paulo do
Hospital Professor Edmundo Vasconcelos – São Paulo, SP
Mestrado em Otorrinolaringologia
Doutor em Medicina pela Universidade Federal de São Paulo

IULO BARAÚNA FILHO
Residente do 3º Ano do Centro de Otorrinolaringologia de São Paulo do
Hospital Professor Edmundo Vasconcelos – São Paulo, SP

HUGO CANHETE LOPES
Residente do 2º Ano do Centro de Otorrinolaringologia de São Paulo do
Hospital Professor Edmundo Vasconcelos – São Paulo, SP

A precisão das indicações, as reações adversas e as relações de dosagem para as drogas citadas nesta obra podem sofrer alterações.
Solicitamos que o leitor reveja a farmacologia dos medicamentos aqui mencionados.
A responsabilidade civil e criminal, perante terceiros e perante a Editora Revinter, sobre o conteúdo total desta obra, incluindo as ilustrações e autorizações/créditos correspondentes, é do(s) autor(es) da mesma.

Título original em francês:
Les sinusites et rhinosinusites
Copyright © by Masson, Paris

Livraria e Editora REVINTER Ltda.
Rua do Matoso, 170 – Tijuca
20270-131 – Rio de Janeiro – RJ
Tel.: (21) 2563-9700 – Fax: (21) 2563-9701
livraria@revinter.com.br – www.revinter.com.br

Coleção ORL

As especialidades Otorrinolaringologia e Cirurgia Cervicofacial não fogem à regra dos incessantes progressos da medicina. O número crescente de publicações e congressos científicos atesta isto. Sua multiplicidade corre o risco de ocasionar uma defasagem entre – de um lado – os conhecimentos teóricos, os progressos técnicos, os trabalhos das grandes equipes e – de outro lado – a atividade cotidiana dos profissionais. Também se assiste a uma demanda cada vez mais forte de formação contínua que permite uma atualização das práticas adequadas que repousam sobre bases científicas. Neste espírito é que foi concebida esta coleção ORL.

A ambição é publicar uma série de obras dirigidas sobre um tema onde a realização é coordenada por um especialista no assunto. A redação dos capítulos é feita de acordo com um mesmo esboço, para facilitar a orientação pedagógica. Tratando, alternadamente, de temas sobre os diferentes ramos da especialidade, ao ritmo de duas obras por ano, esta coleção ORL deverá constituir, progressivamente, uma verdadeira enciclopédia, sintetizando, ao mesmo tempo, os conhecimentos teóricos e os conselhos práticos.

F. LEGENT

Colaboradores

ARRUÉ P., service de neuroradiologie, CHU de Rangueil, Toulouse.
BERTRAND B., clinique universitaire UCL de Mont-Godinne, Louvain, Belgique.
CASTILLO L., service ORL et chirurgie cervico-faciale, CHU de Nice.
COLLET S., clinique universitaire UCL de Mont-Godinne, Louvain, Belgique.
DESSI P., service ORL et chirurgie cervico-faciale, hôpital de la Timone, Marseille.
DUBREUIL L., laboratoire de microbiologie, faculté de pharmacie de Lille.
FABRY W., service ORL et chirurgie cervico-faciale, hôpital Jean Bernard, CHU de Poitiers.
FERRIÉ J.-C., département d'imagerie médicale, hôpital Jean-Bernard, CHU de Poitiers.
FONTANEL J.-P., service ORL et chirurgie cervico-faciale, hôpital Jean Bernard, CHU de Poitiers.
FRIEDRICH J.-P., service ORL, hôpital de la Chaux-de-Fonds, Suisse.
GEHANNO P., service ORL et chirurgie cervico-faciale, CHU Bichat, Paris.
JANKOWSKI R., service ORL et chirurgie cervico-faciale, hôpital central, CHU de Nancy.
KLOSSEK J.-M., service ORL et chirurgie cervico-faciale, hôpital Jean Bernard, CHU de Poitiers.
LACOMME J.-Y., service ORL et chirurgie cervico-faciale, CHU de Rangueil, Toulouse.
LE MOAL G., service des maladies infectieuses, hôpital Jean Bernard, CHU de Poitiers.
PERCODANI J., service ORL et chirurgie cervico-faciale, CHU de Rangueil, Toulouse.
PESSEY J.-J., service ORL, hôpital Rangueil, CHU de Toulouse.
PEYNEGRE R., service ORL, hôpital intercommunal, CHU de Créteil.
ROBERT R., service de réanimation médicale, hôpital Jean Bernard, CHU de Poitiers.
SERRANO E., service ORL et chirurgie cervico-faciale, CHU de Rangueil, Toulouse.
STOLL D., clinique universitaire ORL de Bordeaux II, hôpital Pellegrin, Bordeaux.
TRUILHE Y., clinique universitaire ORL de Bordeaux II, hôpital Pellegrin, Bordeaux.
VAN CAUWENBERGE P., clinique d'ORL, université de Grand, Belgique.
VAN DEN ABBEELE T., service ORL, hôpital Robert Debré, Paris.
WANG C., service d'odontologie chirurgicale, faculté d'odontologie, Nancy.
WATELET J.-B., clinique d'ORL, université de Grand, Belgique.

Sumário

Introdução 1

1 **Nosologia das sinusites ou rinossinusites** 3
J.-M. KLOSSEK, P. GEHANNO
Sinusites infecciosas agudas ou rinossinusites infecciosas agudas: nosologia (3)
Nosologia das rinossinusites infecciosas crônicas (7)

2 **Rinites virais** 9
J.-B. WATELET, P. VAN CAUWENBERGE
Epidemiologia (9)
Classificação (10)
Fisiopatologia (12)
Clínica (17)
Diagnóstico (18)
Tratamento (18)
Conclusão (19)

3 **Bacteriologia e antibioticoterapia das rinossinusites** 23
J.-M. KLOSSEK, J.-J. PESSEY
Bacteriologia das rinossinusites agudas (23)
Antibioticoterapia das rinossinusites agudas bacterianas (24)
Bacteriologia das rinossinusites crônicas (27)
Antibioticoterapia das rinossinusites crônicas (28)

4 **Ajuda do laboratório de bacteriologia no diagnóstico biológico das sinusites** ... 31
L. DUBREUIL
Anamnese (31)
Etiologia microbiana das sinusites (31)
Flora normal do paciente não-infectado (34)
Técnicas de laboratório (35)
As diferentes coletas nas sinusites (36)
Critérios que autorizam a realização de um exame bacteriológico (38)
Escores, uma ajuda para a decisão? (40)
Conclusão (40)

5 **Exames de imagem em rinossinusites** 43
J.-C. FERRIÉ, R. PEYNEGRE
Técnicas de exploração (43)
Rinossinusites agudas e subagudas (46)

Rinossinusites crônicas (46)
Sinusites complicadas (51)
Ajuda na cirurgia assistida por computador (53)
Conclusão (54)

6 Septo nasal e complexo osteomeatal – Responsabilidades nas rinossinusites ... 57
D. STOLL, Y. TRUILHE, S. COLLET, B. BERTRAND
Observações metodológicas gerais (57)
Freqüências dos desvios septais na população geral (58)
Prevalência dos desvios septais na população suspeita de sinusite (59)
Relação entre a importância do desvio e as anomalias osteomeatais (59)
Relação entre a soma da angulação septal e o lado da sinusite (60)
Relação entre forma septal e sinusite (60)
Hipóteses fisiopatológicas (60)
Atitudes terapêuticas possíveis (61)
Discussão (61)

7 Sinusites nosocomiais 65
G. LE MOAL, R. ROBERT
Fisiopatologia (65)
Incidência (65)
Fatores de risco de aquisição de uma SN (67)
Diagnóstico da SN (68)
Microbiologia (68)
Conseqüências das SN (69)
Tratamento (69)

8 Sinusite frontal – avaliação 73
J.-P. FRIEDRICH
Fisiopatologia da sinusite frontal (73)
Avaliação de uma sinusite frontal aguda (74)
Avaliação de uma sinusite frontal recidivante (76)
Avaliação de uma sinusite frontal crônica (78)
Anatomia cirúrgica do seio frontal (79)
Cirurgia do seio frontal (80)

9 Sinusites de origem dentária: como identificá-las? 85
CH.WANG, R. JANKOWSKI
Dentes sinusais (87)
Importância e papel do forame apical (88)
Relações dentes-seio (88)
Etiopatogenia (89)
Diagnóstico (90)
Tratamentos (94)
Conclusão (96)

10 Micoses sinusais 99
E. SERRANO, J. PERCODANI, J.-Y. LACOMME, P. ARRUÉ
Sinusites fúngicas invasivas (99)
Sinusites fúngicas não-invasivas (101)

11 Mucoceles nasossinusais: o que há de novo? 107
    J.-M. Klossek, W. Fabry, J.-P. Fontanel
        Localizações e etiologias (107)
        Sinais funcionais (107)
        Exame clínico (108)
        Exames complementares (109)
        Bacteriologia (110)
        Tratamento cirúrgico (110)
        Resultados (111)

12 As complicações das rinossinusites ainda existem? 113
    P. Dessi
        Fatores predisponentes (113)
        Complicações das sinusites (114)

13 Complicações da cirurgia das rinossinusites 119
    L. Castillo
        Complicações peroperatórias (119)
        Complicações pós-operatórias (123)
        Complicações tardias (127)
        Conclusão (129)

14 A sinusite crônica da criança existe? 133
    T. Van Den Abbeele
        O que é uma sinusite ou de preferência uma rinossinusite crônica e como diagnosticá-la clinicamente? (133)
        Fatores etiológicos (134)
        Papel dos exames de imagem: radiografias simples ou tomografia computadorizada? (136)
        Princípios terapêuticos (137)
        Conclusão (138)

    Índice remissivo 141

Sinusites e Rinossinusites

1

NOSOLOGIA DAS SINUSITES OU RINOSSINUSITES

J.-M. KLOSSEK, P. GEHANNO

A nosologia é definida pelo estudo das características clínicas e/ou paraclínicas, as quais permitem a distinção de doenças. Para as infecções rinossinusais, é comum distingui-las pela localização do ou dos seios infectados, pela sua duração, pela natureza do agente infeccioso e pelo local no qual ela se desenvolveu. A partir desta definição, as sinusites ou rinossinusites agudas e crônicas são detalhadas neste capítulo. Ao lado destas duas entidades principais, outras formas clínicas são propostas: rinossinusite de repetição, elevação de temperatura, rinossinusite subaguda (Figura 1.1). Estas duas últimas situações clínicas não precisam ser isoladas a partir das características conservadas para definir as infecções agudas ou crônicas que são detalhadas neste capítulo.

SINUSITES INFECCIOSAS AGUDAS OU RINOSSINUSITES INFECCIOSAS AGUDAS: NOSOLOGIA

■ Rinite ou rinossinusite

A terminologia utilizada para descrever a doença infecciosa de uma ou de várias cavidades sinusais permanece um assunto controverso. Na França, é comum propor o termo sinusite para as doenças das cavidades sinusais, muitas vezes de origem bacteriana, e o termo rinite para as doenças virais sazonais, em geral denominadas resfriado. Essa terminologia, subentendida pela idéia de uma fronteira entre as estruturas nasais e sinusais não é fundamentada por nenhum dado científico. Essa noção, ainda que muito utilizada na França, foi retomada através de trabalhos recentes oriundos de conferências de especialistas [1,2] e de estudos radiológicos [3]. Esses trabalhos tinham o objetivo de buscar uma terminologia mais precisa correspondente às modificações anatômicas, clínicas e radiológicas observadas por ocasião de uma doença infecciosa viral ou bacteriana de uma ou mais cavidades sinusais. Esta distinção deve permitir um cuidado mais acurado de patologias infecciosas sinusais e, em particular, uma utilização mais racional dos antibióticos já que sua prescrição aparece, talvez, com muita freqüência na prática cotidiana. Um estudo sem diagnóstico bacteriológico, comparando um tratamento com antibióticos com um tratamento com placebo levou, por exemplo, Van Buchem [4] a sugerir a não-utilização destes em rinossinusites agudas maxilares, exceto nas formas complicadas. Diante dessas atitudes extremas, mostrou-se necessário tentar esclarecer neste capítulo a terminologia empregada para a definição da patologia sinusal infecciosa aguda.

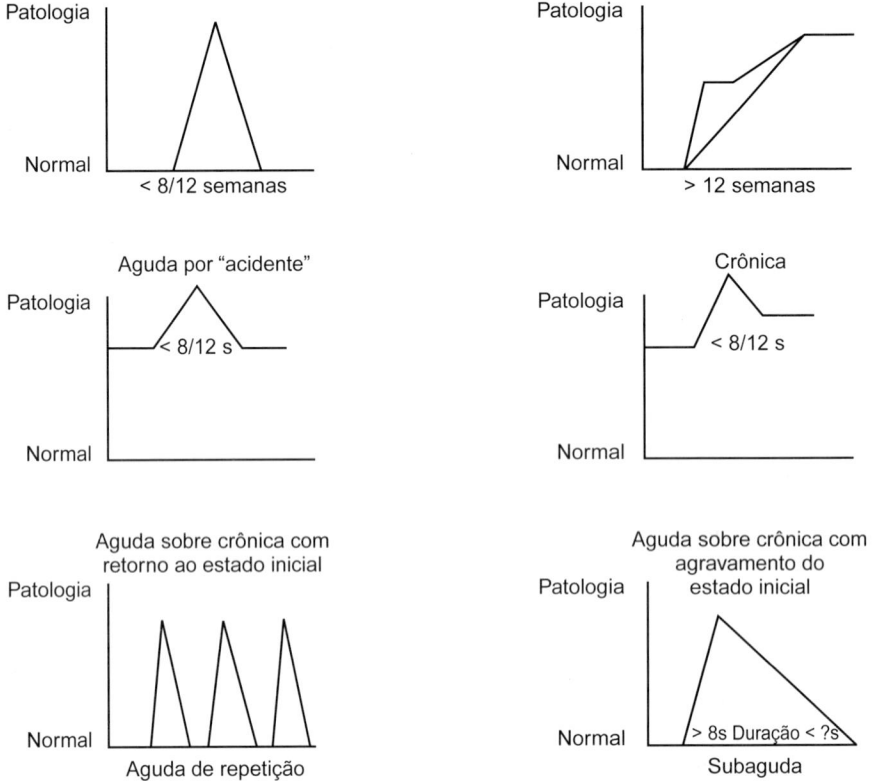

Figura 1.1: As formas clínicas das infecções rinossinusais.

Na literatura internacional, o termo rinossinusite é proposto para todas as doenças nasossinusais, quaisquer que sejam os mecanismos em discussão: infecciosos, inflamatórios, tumorais [1,5,6]. Essa ambigüidade suscitou várias conferências e publicações com o objetivo de propor uma terminologia que, baseando-se em critérios anatômicos, fisiológicos, clínicos e radiológicos, fosse aceita unanimemente pela comunidade médica.

Argumentos anatômicos

Microscópicos

Seios paranasais e fossas nasais constituem uma unidade histológica revestida pela mesma mucosa respiratória, secretória e ciliada. Esta comunidade de revestimento torna os seios paranasais divertículos verdadeiros evaginados desde as fossas nasais.

Macroscópicos

O corneto inferior é um osso independente, os cornetos médio e superior pertencem ao osso etmóide. Todas as cavidades sinusais se abrem dentro da cavidade nasal através de um orifício ostial que permite a ventilação das cavidades sinusais e a evacuação ativa de suas secreções em direção à rinofaringe.

Essas similaridades histológicas e anatômicas se traduzem por uma doença mucosa global, em particular ao estado inicial da agressão infecciosa habitualmente visível [7], justificando a utilização do termo rinossinusite.

Argumentos fisiológicos

Confirmamos a continuidade anatômica das mucosas nasal e sinusal. Os componentes celulares variam de acordo com os locais anatômicos, porém nenhum trabalho demonstrou a presença de uma zona de fronteira entre a mucosa que reveste a cavidade nasal e as cavidades sinusais. A mucosa do corneto inferior é a mucosa mais ricamente vascularizada, em particular, com um tecido cavernoso que encontramos em menor quantidade sobre a parte anterior do assoalho nasal e do septo. As células inflamatórias estão em pequeno número na região subepitelial, exceto em qualquer agressão por um agente infeccioso. A parte anterior da cavidade nasal é a mais rica em elementos glandulares. Estes dados reforçam a noção de unidade nasossinusal. Graças à sincronização e à polaridade do movimento ciliar, as secreções sinusais são transportadas dentro da cavidade nasal, depois dentro da rinofaringe [8,9]. Em casos de agressão sobre a mucosa por um agente infeccioso (bactéria, vírus, etc.) uma produção aumentada de muco e uma deterioração do sistema mucociliar são observadas nas cavidades nasais e sinusais [9].

Argumentos clínicos

Sintomatologia

A leitura de tratados tanto em ORL quanto em medicina infecciosa admite como sintomatologia de uma doença infecciosa sinusal não-complicada a associação: obstrução nasal, rinorréia mais ou menos purulenta, **dor na cavidade sinusal infectada**. Essa sintomatologia, em parte de uma manifestação nasal, reforça a noção de uma unidade nasossinusal, a fossa nasal sendo apenas o local de escoamento das secreções sinusais, quando o foco sinusal é formado. Em compensação, as formas complicadas, podem ter uma sintomatologia nasal mais discreta, em particular nas formas esfenoidais.

Exame clínico

Ao exame clínico, uma congestão e um edema mucoso associados à presença de secreções purulentas no meato que drena a cavidade sinusal infectada são retidos nas formas não-complicadas, favorecendo uma infecção sinusal. Todos esses sinais acessíveis pelo exame de cavidade nasal confirmam, mais uma vez, a presença de anomalias nasais e sinusais quando de uma infecção sinusal não-complicada. Nas formas bloqueadas, o óstio é fechado por um edema visível no momento do exame minucioso da cavidade nasal.

Argumentos radiológicos

Gwaltney, ao realizar sistematicamente um exame tomodensitométrico das cavidades sinusais nos pacientes acometidos de infecção rinofaríngea, provavelmente de origem viral (rinovírus), constatou a presença de um espessamento mucoso difuso em 95% dos pacientes. Essa anomalia persistiu durante várias semanas [3,7,11]. Este resultado é a melhor demonstração da cavidade mucosa nasossinusal durante uma agressão viral.

Conclusão

Essa revisão da literatura, a ausência de modificações específicas nasais ou sinusais no momento da infecção de uma ou mais cavidades sinusais levam a sugerir o termo rinossinusite para a definição dessa patologia na sua fase inicial provavelmente de origem viral. Secundariamente, quando a cavidade sinusal é infectada pelo agente bacteriano, a efusão purulenta se localiza em uma ou mais cavidades sinusais reduzindo as modificações das mucosas às vezes no único território sinusal, o que pode sugerir neste estágio o termo sinusite.

■ O caráter agudo da infecção

É definido por dois parâmetros: a rapidez de ocorrência e a duração dos sintomas.

A rapidez de ocorrência

A ocorrência rápida, em menos de 48 horas, de uma sintomatologia nasal tanto em um paciente rígido de toda sintomatologia nasal, quanto em um paciente tendo previamente uma sintomatologia nasal (polipose, rinossinusite alérgica), é o principal elemento para qualificar o episódio agudo. Em compensação, a intensidade dos sintomas não é considerada na definição.

A duração da sintomatologia

Conforme a literatura, duas classificações são consideradas. Uma [12] compreende três categorias: as infecções de menos de quatro semanas, correspondendo aos episódios agudos; entre quatro e oito semanas, trata-se de uma infecção subaguda, e um período acima disso é uma infecção crônica. A outra clasificação compreende apenas duas categorias [1]: as infecções agudas em que a sintomatologia clínica desaparece antes de doze semanas, e as crônicas cuja sintomatologia ultrapassa o período de doze semanas. Na França, a duração consensualmente admitida para um episódio agudo é de oito semanas. Em todos os casos, a percepção de uma duração superior a oito ou doze semanas permite incluir as formas inicialmente denominadas subagudas neste grupo. Da mesma maneira, o termo elevação de temperatura é muito vago para ser incluído nesta classificação. Essa forma clínica pode corresponder tanto a uma infecção aguda que se desenvolve em um paciente portador de uma patologia crônica (por exemplo, micose) quanto uma crise evolutiva de uma polipose sem que um processo infeccioso esteja envolvido. Tal disparidade acentua a imprecisão desse termo e torna preferível a sua não-utilização. Inversamente, as rinossinusites agudas de repetição podem corresponder a pacientes que têm infecções agudas rinosinusais separadas por intervalos totalmente livres tanto no plano clínico, quanto no radiológico.

■ O caráter infeccioso

Na prática médica atual, não é habitual documentar a etiologia infecciosa aguda. O diagnóstico é conduzido por um conjunto de elementos clínicos e epidemiológicos. A febre é muitas vezes o principal elemento levado em consideração em uma doença infecciosa; em compensação essas características não permitem a diferenciação de uma doença viral de uma bacteriana.

A freqüência de uma etiologia viral no momento de um episódio rinossinusal infeccioso é totalmente desconhecida, sendo que nenhum estudo, devido ao custo e à dificuldade, pôde ser realizado [13,14]. Entretanto admite-se, levando em consideração o caráter epidêmico do resfriado dito comum, de sua instalação brutal e dos sinais associados, que a doença viral, em particular o rinovírus, precede e facilita um evento bacteriano. Esta evolução não é, entretanto, inevitável em virtude da freqüência das culturas negativas (50%), apesar de um quadro de rinossinusite clínico e radiológico demonstrado.

Essas constatações reforçam a necessidade de propor uma ajuda diagnóstica aos profissionais, permitindo-lhes localizar com o mínimo risco a probabilidade de uma doença bacteriana.

Portanto, o risco bacteriano seria maior em caso de:

- rinossinusites complicadas;
- característica especiais: paciente idoso, hemopatia, imunodepressão;
- presença de um foco dentário;
- presença de secreções purulentas associadas a uma dor unilateral;
- associação de um início mais ou menos súbito com uma persistência dos sintomas superior a três dias, apesar de um tratamento sintomático e antipirético.

Ao contrário, o aparecimento súbito de uma síndrome infecciosa sem sinal de complicação, dentro de um contexto epidêmico, evoluindo para uma nítida melhora em 72 horas com um tratamento sintomático, a ausência de secreções purulentas e de dores importantes estariam favorecendo uma doença viral. A coloração das secreções é, às vezes, apenas o reflexo da limpeza do epitélio respiratório no momento de uma agressão viral [25] e não de uma infecção bacteriana.

O objetivo desta proposição é reduzir a prescrição sistemática de antibióticos, prevenindo o risco de complicação às vezes perigosas (abscesso cerebral, celulite orbitária).

NOSOLOGIA DAS RINOSSINUSITES INFECCIOSAS CRÔNICAS

Como para as formas agudas, utilizar o termo rinossinusite para caracterizar as modificações observadas nas doenças infecciosas crônicas.

■ A definição da cronicidade

Na cronicidade de uma infecção, é comum considerar uma duração superior a doze semanas ou três meses. Entretanto, essa definição não leva em conta os pacientes que apresentam episódios intermitentes, às vezes inferiores a doze semanas, mas que se repetem várias vezes durante o ano com intervalos clinicamente quase assintomáticos. Um acompanhamento do paciente durante vários meses é muitas vezes a condição exigida para confirmar a cronicidade do processo infeccioso. Essa prática tem por finalidade distinguir as rinossinusites agudas "acidentais" de repetição que se caracterizam pela existência de intervalos livres clínica e radiologicamente entre os episódios infecciosos agudos. Essa eventualidade é provavelmente rara e não quantificada até hoje.

■ O agente infeccioso

Dentro das formas crônicas, o agente infeccioso pode ser bacteriano, mas igualmente fúngico ou parasitário. A cronicidade pode ser devido tanto à natureza do agente infeccioso, quanto à presença de fatores locais (dente, variações anatômicas) ou gerais favorecendo a infecção: deficiência imunológica, disfunção mucociliar, etc. (Figura 1.2).

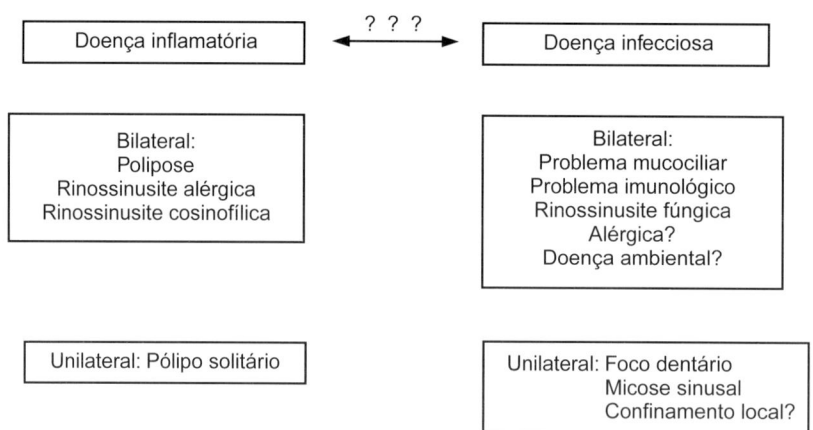

Figura 1.2: As rinossinusites crônicas. Nosologias das formas clínicas.

Bibliografia

[1] Infectious rhinosinusitis in adults: classification, etiology and management. International Rhinosinusitis Advisory Board. *Ear Nose Throat J* 1997;76:1-22.
[2] Kaliner MA, Osguthorpe JD, Fireman P et al. Sinusitis: bench to bedside. Current findings, future directions. *Otolaryngol Head Neck Surg* 1997;116:S1-S20.
[3] Gwaltney JM jr, Philips CD et al. Computed tomographic study of the common cold. *New Engl J of Medicine* 1994;330:25-30.
[4] Van Buchem FL, Knottnerus JA, Schrijnemaekers VJ, Peeters MF. Primary-carebased randomised placebo-controlled trial of antibiotic treatment in acute maxillary sinusitis. *Lancet* 1997;349:683-687.
[5] De Bock GH, Kievit J, Mulder JD. Acute maxillary sinusitis in general practice: a decision problem. *Scand J Prim Health Care* 1994;12:9-14.
[6] Low DE, Desrosiers M, McSherry J et al. A practical guide for the diagnosis and treatment of acute sinusitis. *Cmaj* 1997;156 Suppl 6:S1-S14.
[7] Turner BW, Cail WS, Hendley JO et al. Physiologic abnormalities in the paranasal sinuses during experimental rhinovirus colds. *J Allergy Clin Immunol* 1992;90:474-478.
[8] Messerklinger W. Diagnosis and endoscopic surgery of the nose and its adjoining structures. *Acta Otorhinolaryngol Belg* 1980;34:170-176.
[9] Messerklinger W. On the drainage of human paranasal sinuses under normal and pathologic conditions. 2. The frontal sinus and its evacuation system. *Monatsschr Ohrenheilkd Laryngorhinol* 1967;101:313-326.
[10] Van Cauwenberge P, Ingels K. Effects of viral and bacterial infection on nasal and sinus mucosa. *Acta Otolaryngol* 1996;116:316-321.
[11] Klossek JM, Ferrie JC. Radiology and pathologies of the paranasal cavities. *Rev Laryngol Otol Rhinol* 1999;120:167-172.
[12] Lanza DC, Kennedy DW. Adult rhinosinusitis defined. *Otolaryngol Head Neck Surg* 1997;117:S1-S7.
[13] Pitkaranta A, Arruda E, Malmberg H, Hayden FG. Detection of rhinovirus in sinus brushings of patients with acute community-acquired sinusitis by reverse transcription-PCR. *J Clin Microbiol* 1997;35:1791-1793.
[14] Savolainen S, Jousimies-Somer H, Kleemola M, Ylikoski J. Serological evidence of viral or Mycoplasma pneumoniae infection in acute maxillary sinusitis. *Eur J Clin Microbiol Infect Dis* 1989;8:131-135.
[15] Jousimies-Somer HR, Savolainen S, Ylikoski JS. Macroscopic purulence, leukocyte counts, and bacterial morphotypes in relation to culture findings for sinus secretions in acute maxillary sinusitis. *J Clin Microbiol* 1988;26:1926-1933.

2

RINITES VIRAIS

J.-B. WATELET, P. VAN CAUWENBERGE

Vários fatores tornam a interpretação do papel dos vírus nas rinites extremamente complexa: a ubiqüidade desses organismos, sua propensão às mutações, a multiplicidade de seus imunotipos, a dificuldade de relacioná-los, a especificidade de determinados meios de defesa antivirais e, enfim, as severas lacunas nos nossos conhecimentos fisiopatológicos das infecções. Apesar da prevalência e da incidência importantes desta afecção, o caráter benigno dos sintomas e a resolução espontânea da doença relegaram durante muito tempo as rinites virais à segunda ordem das afecções ORL. Mas, desde a descoberta de várias interferências entre vírus e reação inflamatória, as eventuais implicações desses organismos no estabelecimento de determinados processos alérgicos, o interesse pelas rinites virais e principalmente aquelas induzidas pelos rinovírus aumentaram sensivelmente na literatura científica.

As infecções das vias respiratórias superiores são umas das mais freqüentes do conjunto da patologia humana e os vírus são, há muito tempo, suspeitos de desempenhar aí um papel determinante. Eles são encontrados regularmente nas remoções de secreções nasais e foram reconhecidos como patogênicos. Mesmo se os métodos de exploração desses organismos e o conhecimento dos princípios que sustentam a inflamação evoluírem rapidamente, persistem, contudo, muitos pontos obscuros. A participação viral na indução e na manutenção da reação inflamatória precisa ser estabelecida.

EPIDEMIOLOGIA

De acordo com o relatório do Consenso Internacional sobre o diagnóstico e o tratamento da rinite, publicado em 1994, a rinite é uma inflamação de revestimento epitelial acompanhada por um ou mais dos sintomas seguintes: obstrução nasal, prurido nasal, espirros e rinorréia. Essa definição utiliza então um termo de histopatologia para descrever uma síndrome clínica [1]. Essa síndrome pode ser induzida por vários processos patológicos, nem sempre inflamatórios. As rinites infecciosas podem se subdividir em formas agudas e crônicas (Figura 2.1). Um grande número de vírus é associado às infecções das vias respiratórias superiores, os quais geram sintomas de severidade variável.

A rinite viral é a forma mais freqüente de rinite e o exemplo mais significativo é o resfriado. Estima-se que um adulto sofre de resfriado 2 a 3 vezes durante o ano [2] e uma criança pequena até 6 a 12 vezes por ano [3].

Diferentes fatores predispostos às rinites virais foram incriminados, mas seu impacto direto sobre a indução ou o agravamento de uma rinite viral ainda precisa ser demonstrado. Por

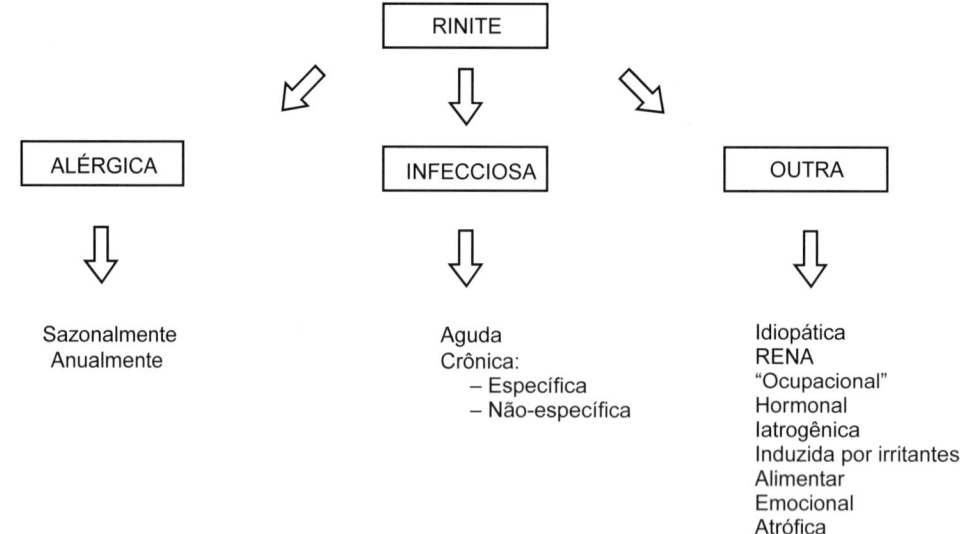

Figura 2.1: Classificação das rinites.

exemplo: o clima frio favorece o aparecimento de resfriado; bem como também as mudanças bruscas de temperatura ou de umidade, as hipogamaglobulinemias, as deficiências específicas no IgG3 ou no IgA. O tipo de alimentação, a fadiga, o estresse, a obstrução nasal, as infecções crônicas ou a existência de um pH alcalino nas secreções foram também implicados como fatores favoráveis (Quadro 2.1).

Mesmo que essa infecção seja muitas vezes de bom prognóstico e sare espontaneamente, a perda de produtividade resultante e os custos socioeconômicos provocados por ela são enormes. Em 1973, aproximadamente 6,2 milhões de crianças canadenses tinham apresentado entre 23,8 e 42,3 milhões de infecções das vias respiratórias superiores, dentre as quais 5,6 milhões precisavam de atendimento médico; aproximadamente 215.300 crianças foram hospitalizadas para o tratamento de uma doença relacionada com infecção das vias respiratórias, sendo descontado um total de 742.800 dias de hospitalização. Diversos custos diretos foram estimados, especialmente as despesas de consulta, de hospitalização, em antibióticos, em "outros remédios" e despesas de farmácia; em 1973, esses custos eram estimados entre 141 e 211 milhões de dólares canadenses [4]. Hoje, nos Estados Unidos, 100 milhões de resfriados seriam contabilizados por ano, causando mais de 250 milhões de dias de trabalho de intensidade menor e mais de 30 milhões de dias de incapacidade de trabalho ou de ausência escolar. A Associação Médica Americana estima a perda econômica devido às despesas médicas e farmacêuticas geradas pelas rinites virais em torno de 5 bilhões de dólares por ano.

CLASSIFICAÇÃO

A maior parte das rinites infecciosas é provocada por vírus. Mais de 200 tipos de vírus foram isolados e sua capacidade de se transformar antigenicamente torna sua catalogação extremamente complexa (Quadro 2.2).

Quadro 2.1: Fatores que favorecem as rinites virais

Fatores	Características do fator	Fator influenciado	Risco de desenvolvimento de uma rinite viral
Estações	Outono, primavera (Rinovírus)	Incidência	Aumento
	Inverno (Coronavírus)		
Ambiente	Tº, umidade e ventilação ideais	Incidência e severidade	Diminuição
	Tº elevada	Incidência	Diminuição (?)
	Umidade elevada	Incidência	Aumento
	Umidade reduzida	Incidência (*influenza*)	Aumento
Peso (C)	Elevado	Incidência	Diminuição
Diâmetro craniano (C)	Sob o percentil 25	Incidência	Aumento
Imunidade Loc ou Gen	Hipogamaglobulinemia	Incidência	Aumento
Vitaminas	Hipovitaminoses A, C e D	Incidência	Aumento
Anomalias arquitetônicas das fossas nasais	Desvio de septo, hipertrofia turbinal, vegetações adenóides, pólipos ou sinéquias	Incidência	???
Inflamação crônica regional	Adenoidite, amigdalite, sinusite	Incidência	Aumento (?)
pH das secreções	Ácido	Incidência	Diminuição (rinovírus)
Doenças sistêmicas	Insuficiência renal ou hepática, diabetes, hemopatias, tuberculose	Incidência e severidade	Aumento

(C) = crianças.

Quadro 2.2: Principais vírus implicados nas rinites virais

Grupo	Vírus	Tipo de vírus	Sorotipos	Doença ou síndrome	% das rinites
Adenovírus	Adenovírus	DNA	1-8	Coriza, febre	*
Enterovírus	Coxsackievírus A	RNA	1-6, 8, 10 21	Herpangina Rinite	
	Coxsackievírus B	RNA	2-5	Rinite	
Coronavírus	Coronavírus	RNA	1, 2	Gengivoestomatite Rinite	15-20
Influenza	Influenza	RNA	A, B, C	Rinite	*
Paramixovírus	Parainfluenza	RNA	1, 2, 3	Rinite (A) Laringotraqueobronquite (C)	*
Paramixovírus	Vírus sincicial respiratório	RNA	1	Rinite (A) Bronquiolite (C)	*
Picornavírus	Rinovírus	RNA	+ de 100 tipos	Rinite	50

* = < 5%, (A) = adulto, (C) = crianças.

Entre um terço e metade das rinites virais seriam atribuídas à família dos rinovírus. Aplicando-se técnicas de detecção mais sensíveis do tipo PCR, torna-se evidente que a importância dos rinovírus é subestimada. Eles intervieram para mais de 80% dos resfriados do adulto durante o outono. Os rinovírus são membros da família dos picornavírus e estão biologicamente próximos dos poliovírus ou de outros enterovírus. Eles têm mais ou menos 25 nm de diâmetro e incorporam na sua membrana proteínas antigenicamente específicas. A temperatura ideal para seu crescimento é de 33ºC. A identificação dos diferentes sorotipos é particularmente delicada. Não existe até o momento teste sorológico dirigido para todo o grupo, mas 89 tipos podem ser diferenciados.

Dez por cento das infecções das vias respiratórias superiores seriam induzidas pela família dos coronavírus [5]. Estes vírus são formados à base de RNA e apresentam um diâmetro entre 100 e 120 nm. São dificuldades para isolar esses germes a partir de amostras clínicas. Enfim, a incubação desses vírus parece ligeiramente mais longa que para os rinovírus.

Outras formas de vírus como o *vírus sincicial respiratório, influenza, parainfluenza* e os adenovírus são igualmente capazes de provocar infecções das vias aéreas superiores mas em proporções menores. Os adenovírus intervêm principalmente sobre grupos ou coletividades como durante os acampamentos de férias ou nos quartéis [6]. Entretanto, é impossível classificar de maneira confiável os tipos de vírus de acordo com a idade e as características epidemiológicas da população-alvo ou a estação das infecções [7]. Estatisticamente, uma infecção por rinovírus teria mais tendência a sobreviver endemicamente com picos de incidência na primavera e no outono, ao passo que as infecções nasais por RSV, de preferência do tipo epidêmico, sobreviveriam no inverno.

Os vírus respiratórios são transmitidos no momento da fala, espirros ou tosse por uma variedade de microgotas que se dispersam no ambiente em uma distância que pode atingir dois metros. Estimamos que aproximadamente 20.000 gotículas de saliva são emitidas durante um espirro. Além disso, a manipulação de lenços ou de poeira pode ainda aumentar a transmissão aérea desses microrganismos. Determinadas partículas de umidade ambiente também são portadoras de vírus e podem persistir no ar até dois dias. Enfim, um contato direto ou indireto pelo meio dos dedos com as mucosas doentes pode também servir de meio de transmissão dos vírus respiratórios.

FISIOPATOLOGIA

Os vírus não podem por si próprios produzir proteínas e, para sobreviverem, eles devem se implantar em outras células. Eles exercem suas atividades intracelularmente e desencadeiam diversas reações enzimáticas que conduzem à proliferação viral e regularmente à lise da célula hospedeira.

As lesões teciduais variam segundo as famílias e o tipo de vírus engajados no processo. Por exemplo, os rinovírus não destroem diretamente o epitélio hospedeiro [8] mas causam disfunções locais [9] do tipo ciliostase. Além disso, foi observado, na técnica de hibridização *in situ*, que a reprodução do rinovírus se desenvolve em um número restrito de células nasais epiteliais [10]. Os vírus *influenzae* ou *parainfluenzae* causam lesões epiteliais importantes tanto no nível das vias aéreas superiores quanto no das inferiores [8].

A defesa do hospedeiro contra os vírus se organiza ao redor de três princípios diferentes: a defesa não-específica passiva ou ativa e a resposta imunológica específica (Figura 2.2).

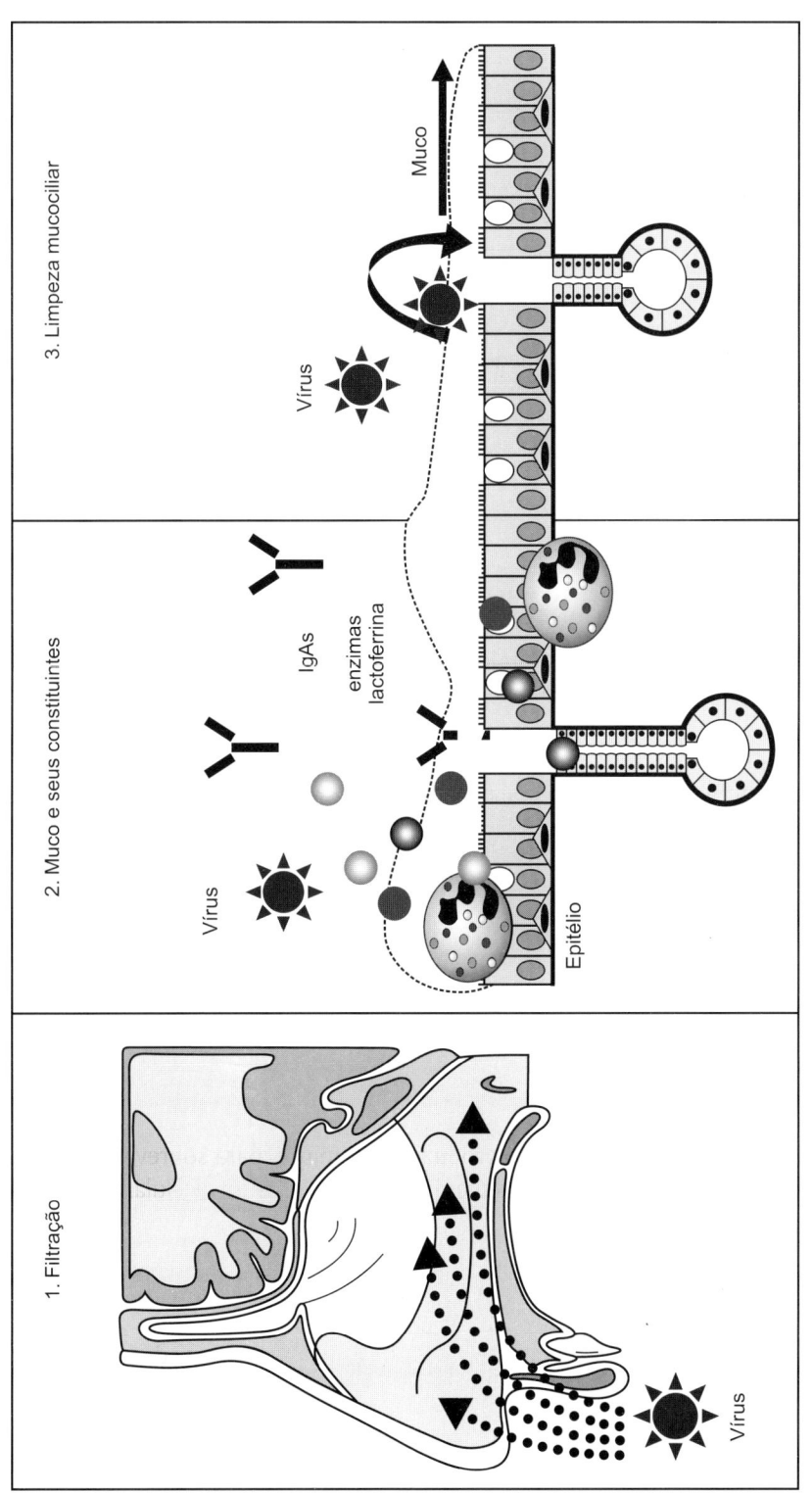

Figura 2.2 (A): Meios de defesa instalados em caso de rinite viral.

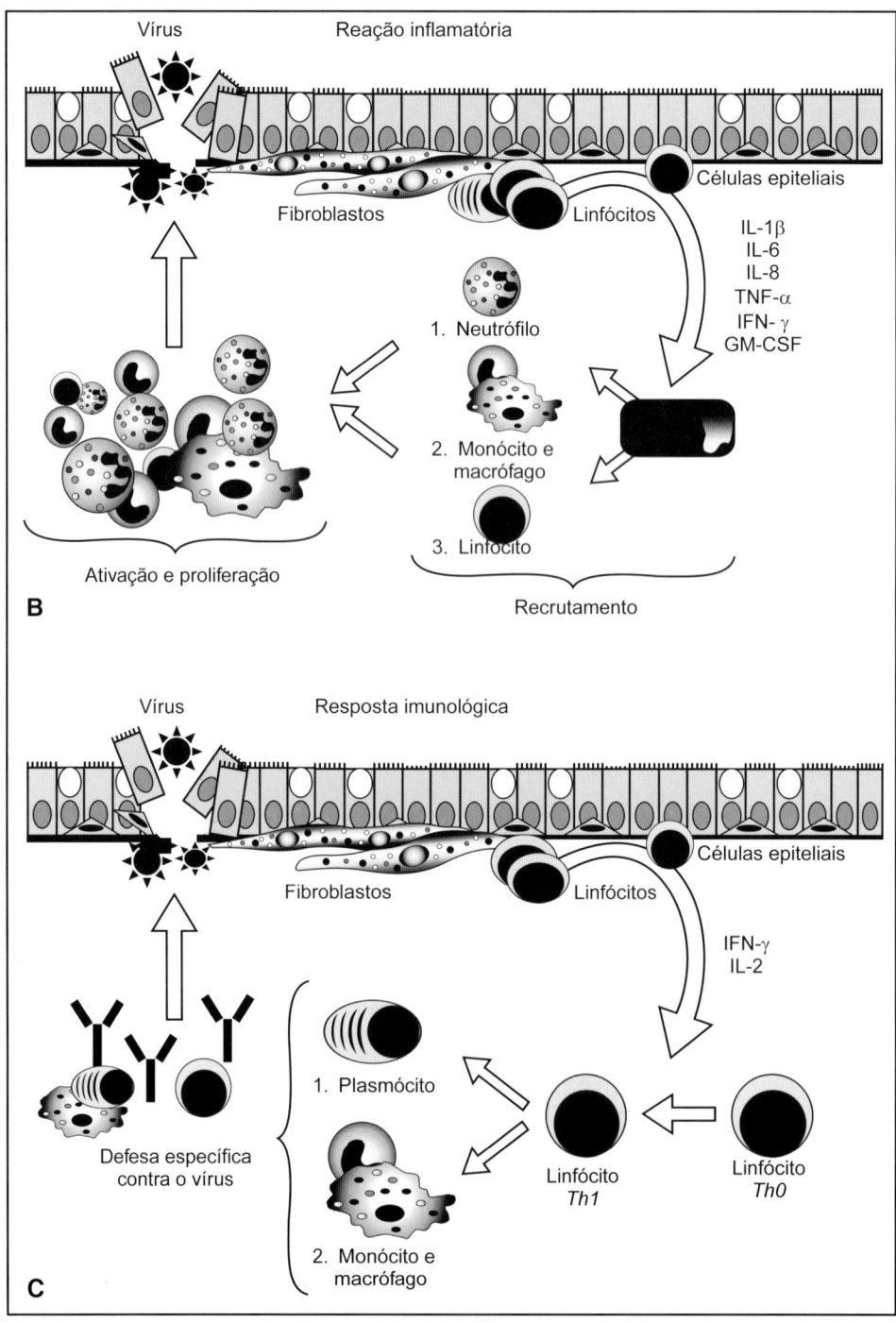

Figura 2.2 (B e C): Meios de defesa instalados em caso de rinite viral.

■ Mecanismos de defesa: não-específica passiva

Antes de mais nada, a corrente de ar inspirado dirige as partículas, os irritantes, os alérgenos e os microrganismos contra a mucosa respiratória e o leito de muco que a recobre. Essa função de filtração fixa no nível do nariz uma grande parte dos germes aéreos em suspensão no ar inspirado suscetíveis de infectar as vias respiratórias inferiores. Os germes como as matérias orgânicas ou minerais que servem de vetor são impactados no leito de muco e são levados para a rinofaringe pela atividade mucociliar. Essas partículas são depois deglutidas e destruídas pelas enzimas gástricas.

O tamanho dos elementos inspirados influencia claramente o local de deposição e 100% das partículas superiores a 1 μm se depositam nas fossas nasais.

No momento em que ele é impactado no leito mucoso, o vírus já entra em contato com a primeira linha de defesa não-específica de nosso organismo.

O muco secretado tanto pelas células caliciformes do epitélio quanto pelas glândulas seromucosas da *lamina propria* contém vários elementos que podem interferir no crescimento e na disseminação dos microrganismos. O muco é principalmente constituído de água, de eletrólitos e de proteínas: as mucinas, que dão sua consistência ao muco. Encontra-se aqui também fatores do complemento, da lactoferrina (uma proteína que contém ferro) ou do lisossoma [11]. Além disso, determinadas células inflamatórias como eosinófilos ou neutrófilos continuam na superfície do epitélio ou, levadas pelo fluxo mucoso, liberam seus mediadores ou suas enzimas.

A filtração, o fluxo mucociliar e os vários fatores líticos reunidos no leito mucoso intervêm de maneira determinante na primeira linha de defesa de nosso organismo.

■ Reação inflamatória: não-específica e ativa

A reação inflamatória, segundo meio de defesa do hospedeiro, se instala somente após algumas horas na mucosa nasal. Ela é, em primeiro lugar, marcada pela vasodilatação da rede vascular local e pela permeabilidade aumentada dos capilares na *lamina propria*, esses fenômenos ocasionam uma exsudação plasmática. Entre os elementos depositados no tecido conjuntivo, encontra-se claramente muita proteína (por exemplo, fibrinogênio, albumina ou macroglobulina) que asseguram o transporte dos fatores do complemento ou das citocinas.

Diversas células inflamatórias entre as quais os neutrófilos aparecem no campo inflamatório [12,13]. Depois de alguns dias, os monócitos e os macrófagos teciduais chegam ao seu destino, eliminando os fragmentos teciduais e virais. Enfim, assiste-se a um aumento da produção de muco pelas células caliciformes e pelas glândulas seromucosas a fim de intensificar o fluxo mucoso na superfície do epitélio e de eliminar mais rapidamente as partículas estranhas (invasoras).

Os receptores nervosos, situados no seio da *lamina propria*, são irritados pelos vários fatores liberados e desencadeiam espirros e prurido nasal. Nos casos de rinites induzidas experimentalmente com os rinovírus, podemos determinar que a concentração de cinina nas secreções nasais estava aumentada [14]. A bradicinina, e não a histamina, estaria então na base dos sintomas regularmente encontrados nas rinites virais, obstrução nasal, mas também rinorréia e dores de garganta [15].

A rede citocínica que provoca a reação inflamatória é complexa, mas parece que as citocinas pró-inflamatórias desempenham um papel crucial no desencadeamento da defesa antiviral. Na superfície das células epiteliais pulmonares, podemos observar uma produção de IL-6 nas 4 a 8 horas após sua estimulação pelos rinovírus (RV14, RV1A) [16]. Outros fatores pró-inflamatórios como IL-1, IL-8 e TNF-α também foram quantificados nas secreções nasais durante as rinites virais [17]. Contudo, a liberação de um mediador não é específica do vírus implicado. Por exemplo, o IL-8 também é liberado pelas células epiteliais em caso de infecção por VRS ou pelo vírus *influenza*. Outras citocinas como IL-6, IL-11 ou GM-CSF [18,19,20] podem igualmente ser liberadas de forma não-específica durante a infecção viral. Além disso, diferentes células podem secretar as mesmas citocinas. Os fibroblastos infectados por um rinovírus podem também começar a secretar o IL-8, poderoso quimioatrativo para os neutrófilos [21].

Enfim, além da manutenção da reação inflamatória, determinados fatores parecem igualmente influenciar a sintomatologia. Uma correlação entre a intensidade dos sintomas nasais e a liberação do IL-8 foi claramente descrita [22]. Da mesma forma, a importância da secreção de MPO pelos neutrófilos é igualmente correlacionada significativamente com a intensidade dos sintomas rinológicos [23].

Outra característica de uma infecção viral: os vírus induzem uma expressão aumentada de ICAM-1 (*Molécula de Adesão Intercelular-1*), fenômeno particularmente acentuado no nível epitelial. Esse processo permite em primeiro lugar um acondicionamento na superfície epitelial e favorece a penetração viral no epitélio [24]. Uma infecção provocada por um rinovírus (RV14) aumenta então a expressão de RNAm de ICAM-1 no nível das glândulas submucosas, possibilitando a determinação de que o uso de anticorpos anti-ICAM-1 pode inibir tanto a infiltração das glândulas submucosas pelos rinovírus quanto a produção de citocinas pró-inflamatórias [25].

■ Resposta imunológica: específica e ativa

Ao lado dos mecanismos de defesa não-específicos, uma resposta imunológica humoral e celular é incitada. Ela é indispensável para a eliminação completa do organismo do agente viral e para o início do fenômeno de memória imunológica.

A imunidade celular é o principal mecanismo implicado na defesa contra os organismos intracelulares, como os vírus. Os antígenos virais são mostrados por uma célula apresentadora de antígeno a um linfócito do tipo T. Estimulado pela liberação de IL-1 pela célula apresentadora de antígeno, o linfócito se diferencia da célula produtora de IL-2, esse mediador que estimula a proliferação de linfócitos ora "efetivos" ora "de memória". As contribuições de IFN-γ e IL-2 produzem uma transformação linfocitária na direção dos linfócitos TH1 responsáveis por uma reação imunológica do tipo celular. O debate entre os partidários de uma transformação local dos linfócitos e os de um eventual recrutamento de linfócitos já ativados continua aberto. Estudos experimentais se opõem sobre esse ponto, alguns não mostram mudança alguma no número de linfócitos presentes na mucosa [26], ao passo que outros descrevem uma relação T helper/T supressor diminuída e uma redução dos linfócitos circulantes em resposta a sua migração para os tecidos inflamatórios [27].

A resposta imunológica humoral é fundamental para os organismos extracelulares; entretanto, no quadro de infecção por germes intracelulares, ela participa ativamente para a opsonização do antígeno e para a ativação da via clássica do complemento. Graças ao posicionamento de determinadas imunoglobulinas, especialmente IgAs, na superfície do epitélio ou no leito de muco, a mucosa das vias respiratórias superiores, primeira linha de defesa de nosso organismo, beneficia-se também de uma proteção antiviral específica.

Esses sistemas humorais e celulares organizam enfim a memória imunológica do hospedeiro de um lado a outro dos linfócitos B e dos linfócitos T. Uma vez que essa memória celular é instalada, fracas concentrações de antígenos podem induzir uma resposta imunológica rápida e eficaz por liberação de imunoglobulinas e recrutamento de células inflamatórias. Essa memória imunológica não fica localizada no interior do tecido nasal; o conjunto da imunidade diz respeito a esse fenômeno.

Histomorfologicamente, a inflamação aguda causada pelo vírus se traduz pelo edema no interior da lâmina própria, um aumento da secreção mucosa e uma descamação epitelial, com regeneração posterior da mucosa nasal.

CLÍNICA

A sintomatologia encontrada durante uma rinite viral é não-específica e induzida mais tempo pela reação do hospedeiro contra o vírus que pelo próprio vírus.

O quadro clínico é familiar. Depois de três dias de incubação, uma fase prodrômica seca começa. O paciente se sente mal com dores de cabeça, dores musculares e perda de apetite. Ele se queixa de nariz irritado e os espirros são numerosos. A segunda fase, isquêmica, é caracterizada por palidez mucosa na rinoscopia. A terceira fase, catarral, continua algumas horas depois, acompanhada de secreções profusas do tipo aquosa, de uma obstrução nasal, de uma anosmia e de um aumento dos sinais gerais. Na etapa hiperêmica, o revestimento epitelial é degradado e a infecção pode se complicar de uma fase mucosa que evoca uma superinfecção bacteriana secundária. As secreções se espessam e tornam-se mucopurulentas. Nesse momento, determinadas complicações infecciosas ou inflamatórias podem advir e agravar o quadro clínico. O examinador procurará então sistematicamente a coexistência de sinusite, de faringite ou de amigdalite, de otite média ou de bronquite. Na criança, outras afecções podem completar o quadro como as linfadenites, laringites ou gastroenterites (Figura 2.3).

A aquisição de imagem por tomografia digitalizada demonstra na maioria dos pacientes (87%) dos pacientes que sofrem de rinite viral implicação sinusal sem que queixa sinusal alguma seja relatada [28,29].

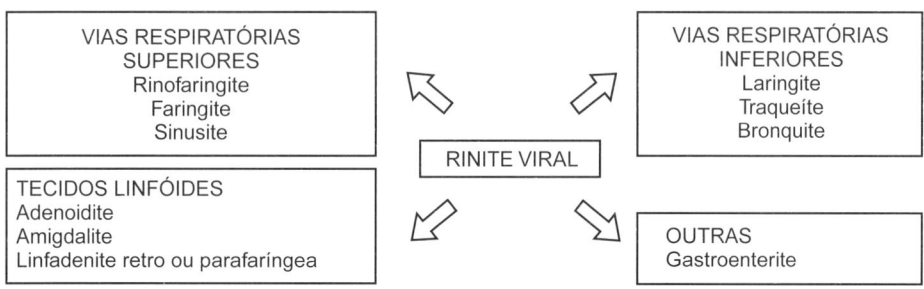

Figura 2.3: Complicações durante uma rinite viral.

DIAGNÓSTICO

Para estabelecer o diagnóstico, as outras causas de rinite devem ser previamente excluídas. O diagnóstico continua eminentemente clínico. A anamnese e o exame clínico geralmente são suficientes para estabelecer o diagnóstico.

Existem, contudo, várias técnicas de laboratório que permitem identificar de maneira formal a presença de vírus nos tecidos e de determinar o tipo. Seu interesse é limitado na clínica diária, mas com elas nossos conhecimentos progrediram de maneira sensível. A análise das secreções nasais para identificação do vírus provocador da afecção repousa sobre duas grandes opções: a cultura e as técnicas de immunomarquage.

Os vírus, especialmente o rinovírus, podem ser cultivados até duas semanas depois dos primeiros sintomas. Para um isolamento eficaz dos rinovírus, é preciso inocular as amostras dentro de dois meios diferentes de cultura (por exemplo, fibroblastos e células HeLa). A imunofluorescência é aplicável para uma grande variedade de vírus respiratórios como os vírus *influenzae* A e B, *parainfluenzae* 1-3, os adenovírus ou o vírus respiratório sincicial. Durante estes últimos anos, a técnica de ampliação gênica com transcriptase reversa (RT-PCR) foi introduzida para a identificação viral. Os métodos de detecção viral foram comparados por Mäkelä sobre 200 pacientes acometidos de resfriado [30]. A cultura para os vírus respiratórios foi positiva em 45,5% dos casos, a detecção viral antigênica por fluorimunoensaio só deu 8,5% de resultados positivos, o exame sorológico foi positivo em 19,5% ao passo que a RT-PCR foi positiva em 51,5%. Esta última técnica parece sensível e rápida mas não apresenta interesse algum na clínica diária.

TRATAMENTO

■ Profilaxia e vacinação

Considerando-se a transmissão possível dos rinovírus pelas mãos, uma lavagem regular das mãos contaminadas com sabão e água e a eliminação de qualquer contato entre as mucosas doentes e os dedos reduzem o risco de auto-inoculação. Mas essas medidas profiláticas gerais têm um interesse limitado e a eliminação de qualquer contato com uma pessoa infectada se mostra totalmente impraticável.

Se a hipovitaminose C parece ser um fator favorável no desenvolvimento de uma rinite viral, o benefício da vitamina C utilizada na profilaxia continua sem comprovação.

Avaliamos o efeito profilático do pirodavir, um composto antipicornavírus, em um estudo duplo-cego, controlado por placebo em 40 pacientes sadios voluntários depois de uma administração de rinovírus tipo 39 [31]. Os voluntários que receberam um tratamento ativo mostraram significativamente menos descamação epitelial, uma duração mais curta da descamação e menos soroconversão em comparação com os pacientes tratados com placebo. Entretanto, nenhuma diferença significativa na sintomatologia pôde ser encontrada entre os dois grupos. Uma profilaxia antiviral grande parece mais benéfica, sendo o interferon uma solução interessante nesse nível. Determinados estudos duplo-cego e controlado por placebo sobre o interesse do interferon nas rinites virais induzidas já forneceram alguns resultados estimulantes em animal [32].

Do fato da diversidade antigênica dos vírus respiratórios, ainda não há vacinação eficaz contra a maioria desses vírus. A vacina contra a *influenza* é aconselhada às pessoas com mais de

65 anos e aos pacientes com risco de desenvolver complicações depois de uma infecção pelo vírus *influenza*. Certos estudos afirmam que a proteção dura continuamente, outros destacam o caráter temporário da resposta. A principal explicação seria a diferença antigênica das cepas injetadas e as das epidemias [33]. A eficácia dessa vacina pode contudo atender entre 70% e 90% nas populações jovens, sem patologia subjacente e quanto as cepas vacinais e epidêmicas. O desenvolvimento de uma vacinação por via nasal está em estudo.

■ Tratamento etiológico e antiinflamatório

Graças à nossa melhor compreensão dos processos fisiopatológicos implicados em uma infecção viral, duas grandes opções de tratamento podem ser deduzidas: primeiro uma inibição da proliferação viral e depois uma redução dos sintomas por um controle da inflamação.

Nenhum composto vacinal anti-rinovírus teve no momento saída clínica interessante, mas a pesquisa nesse domínio continua. Como a maioria dos rinovírus se liga aos ICAM-1 presentes sobre as células epiteliais, um bloqueio do local receptor por anticorpos monoclonais contra ICAM-1 seria uma outra possibilidade de tratamento [34,35]. Enfim, recentemente, a eficácia do bloqueio do receptor com sICAM-1 foi demonstrada tanto no nível do título antiviral nas secreções nasais quanto no nível dos sintomas totais com relação um grupo placebo [36].

Além de uma eficácia na utilização profilática, certas moléculas podem inibir competitivamente as neuraminidases liberadas pelos vírus *influenzae* A e B durante a infecção. Alguns estudos demonstraram que esses compostos podiam diminuir significativamente a severidade das infecções virais tanto na população geral quanto nos pacientes de alto risco [37].

O controle da reação inflamatória foi proposto com α-agonistas, brometo de ipratrópio, antiinflamatórios não-esteróides e corticoesteróides. A principal desvantagem dos tratamentos puramente antiinflamatórios é o prolongamento da descamação celular induzida pelo vírus e, em conseqüência, um prolongamento da sintomatologia nasal [38,39].

Na prática clínica, a infecção é facilmente controlada por um tratamento sintomático à base de descongestionantes nasais e de antipiréticos na fase prodrômica. Os antibióticos são reservados somente para a fase de superinfecção bacteriana.

CONCLUSÃO

As rinites virais constituem a primeira das patologias em ORL. A descoberta regular de vírus respiratórios nas secreções nasais e a melhor compreensão de sua patogenia confirmam esta afirmação. Ainda, as técnicas modernas de identificação demonstram que o papel patogênico desses germes poderia ser mesmo subestimado. Mas várias dificuldades de tipagem, de categorização e, às vezes, de diagnóstico subsistem.

O interesse produzido pela pesquisa sobre virologia se justifica plenamente, considerando o impacto econômico exorbitante da rinite viral. A compreensão dos princípios de adesão do vírus na mucosa nasal, de sua infiltração e colonização das vias aéreas superiores evolui rapidamente. A implicação dos vírus respiratórios na liberação de citocinas pró-inflamatórias parece nos dias de hoje completamente estabelecida. Paralelamente a esses conhecimentos, se elaboram novos princípios de profilaxia e se abrem perspectivas novas de tratamento para a infecção viral da mucosa nasal.

Bibliografia

[1] Lund VJ et al. International Consensus Report in diagnosis and management of Rhinitis. *Allergy* 1994;*49* (suppl. 19):1-34.
[2] Rowlands DJ. Rhinoviruses and cells: molecular aspects. *Am J Respir Crit Care Med* 1995;*152*:S31-S35.
[3] Turner RB. Epidemiology, pathogenesis and treatment of the common cold. *Ann Allergy Asthma Immunol* 1997;*78*:531-540.
[4] Shah CP, Chipman ML, Pizzarello LD. The cost of upper respiratory tract infections in Canadian children. *J Otolaryngol* 1976 Dec; *5*(6):505-512.
[5] Winther B. Pathogenesis of viral induced rhinitis. In: Van Cauwenberge P, Wang DY, Ingels K, Bachert C ed. *The nose.* Kugler Publications, Amsterdam, 1997;135-140.
[6] Fields BN, Knippe DM. In: Fields ed. Virology. Lippincott-Raven Publishers, 1996.
[7] Kirkpatrick GL. The common cold. *Primary Care* 1996;*23*:657-675.
[8] Winther B, Gwatney JM, Hendley JO. Respiratory virus infection of monolayer cultures of human nasal epithelial cells. *Am Rev Respir Dis* 1990;*141*:839-845.
[9] Barclay WS, Al-Nakid W, Higgins PG, Tyrrel DAJ. The time course of the humoral immune response to rhinovirus infection. *Epidem Infect* 1989;103:659-669.
[10] Arrunda E, Boyle TR, Winther B et al. Localisation of human rhinovirus replication in the upper respiratory tract by in situ hybridisation. *J Infect Dis* 1995;171:1329-1333.
[11] Berstein JM. Mucosal immunology of the upper airway: function in normal and diseased mucosa. *Eur Arch Otolaryngol* 1995;252 suppl:S8-521.
[12] Winther B, Farr B. Histopathologic examination and enumeration of polymorphonuclear leucocytes in the nasal mucosa during experimental rhinovirus colds. *Acta Otolaryngol (Stokh)* 1984;suppl 413:19-24.
[13] Levandowski RA, Weaver CW, Jackson GG. Nasal secretion leucocyte populations determined by flow cytometry during acute rhinovirus infection. *J Med Virol* 1988;*25*:423-432.
[14] Naclerio RM, Proud D. Kinins are generated during experimental rhinovirus colds. *J Invest Dis* 1988;*157*:133-142.
[15] Proud D, Reynolds CJ. Nasal provocation with bradykini induced symptoms of rhinitis and sore throat. *Am Rev Respir Dis* 1988;17:613-616.
[16] Zhu Z, Tang W. Rhinovirus stimulation of IL-6 in vivo and in vitro. *J Clin Ivest* 1996;*97*:421-430.
[17] Noah TL, Henderson FW, Wortman IA et al. Nasal cytokines production in viral acute respiratory in fection in childhood. *J Infect Dis* 1995;*171*:582-584.
[18] Noah TL, Becker S. Respiratory Syncitial Virus-induced cytokine production by human bronchial epithelial cell line. *Am J Physiol* 1993;*265*:L472-L478.
[19] Skoner DP, Whiteside T, Herbertman R et al. Nasal interleukin (IL) levels during experimental influenza virus infection. *J Allergy Clin Immunol* 1993;*91*:191.
[20] Roseler S, Holtappels G, Wagemann M, Bachert C. Elevated levels of IL1beta, IL-6, IL-8 in naturally acquired viral rhinitis. *Eur Arch Otorhinolaryngol* 1995;*252* (suppl):S61-S66.
[21] Turner RB. Elaboration of IL-8 from fibroblast cells and human epithelium in response to rhinovirus challenge. Abstract. In: Program and Abstract of the 34th Interscience Conference on Antimicrobial Agents and Chemotherapy. American Society *for Microbiology* 1994:65.
[22] Turner BB, Weingard KW, Yeh CH et al. Association between IL-8 concentration in nasal secretions and severity of symptoms of experimental rhinovirus colds. *Clin Infect Dis* 1998;*26*:840-846.
[23] Teran LM, Jonhston SL. Role of nasal IL-8 in neutrophil recruitment and activation in children with virus-induced asthma. *Am J Respir Care Med* 1997;*155*:1362-1366.
[24] Sethi SK, Bianco A, Allen JF et al. IFN-gamma down-regulates the rhinovirusinduced expression of intercellular adhesion molecule-1 (ICAM-1) on human airway epithelial cells. *Clin Exp Immunol* 1997;*110*:362-369.
[25] Yamaya M, Sekizawa K, Suzuki T, Yamada N, Furukawa M, Ishizuka S, Nakayama K, Terajima M, Numazaki Y, Sasaki H. Infection of human respiratory submucosal glands with rhinovirus: effects on cytokine and ICAM-1 production. *Am J Physiol* 1999;277-L362-L371.

[26] Winther B, Innes DJ, Bratsch J et al. Lymphocyte subsets in the nasal mucosa and peripheral blood during experimental rhinovirus infection. *Am J Rhinology* 1992;6:149-156.
[27] Levandowski RA, David W, Jackson GG. Acute-phase decrease of T lymphocyte subsets in rhinovirus infection. *J Infect Dis* 1986;*153*:743-748.
[28] Gwaltney JM, Phillips CD, Miller RD, Riker DK. Computer tomographic study of the common cold. *N Engl J Med* 1994;*330*:25-30.
[29] Van Cauwenberge P, Ingels K. Effects of viral and bacterial infection on nasal and sinus mucosa. *Acta Otolaryngol (Stockh)* 1996;*116*:316-321.
[30] Mäkelä MJ, Puhakka T, Ruuskanen O et al. Viruses and bacteria in the etiology of the common cold. *J Clin Microbiol* 1998;*36*:539-542.
[31] Van Cauwenberge P, Ectors L, Janssens M. Prophylactic antipicornaviral treatment of experimentally induced rhinovirus infection in human volunteers. Abstract of the Collegium Otorhinolaryngologicum Amicitiae Sacrum. Estoril, Portugal, 1994:17-18.
[32] Cocker FM, Howard PE, Harbour DA. Effect of human alpha-hybrid interferon on the course of feline viral rhinotracheitis. *Vet Rec* 1987;*120*:391-393.
[33] Smith DJ, Forrest S, Ackley DH, Perelson AS. Variable efficacy of repeated annual influenza vaccination. *Proc Natl Acad Sci USA* 1999;*96*:14001-14006.
[34] Greve JM, Davis G, Mayer AM. The major human rhinovirus receptor is ICAM-1. *Cell* 1989;*56*:839-847.
[35] Marlin SD, Stauton DE, Springer TA et al. A soluble form of ICAM-1 inhibits rhinovirus infection. *Nature* 1990;*344*:70-72.
[36] Turner RB, Wecker MT, Pohl G et al. Efficacy of Tremecamra, a soluble intercellular adhesion molecule 1, for experimental rhinovirus infection. *JAMA* 1999;281:1797-1804.
[37] Silagy CA, Campion K. Effectiveness and role of zanamivir in the treatment of influenza infection. *Ann Med* 1999;*31*:313-317.
[38] Graham NM, Burrell CJ, Douglas RM et al. Adverse effects of aspirin, acetaminophen and ibuprofen on immune function, viral shedding and clinical status in rhinovirus infected volunteers. *J Infect Dis* 1990;*162*:1277-1282.
[39] Gustafson LM, Proud D, Hendley JO et al. Oral prednisolone therapy in experimental rhinovirus infections. *J Allergy Clin Immunol* 1996;*97*:1009-1014.

3

BACTERIOLOGIA E ANTIBIOTICOTERAPIA DAS RINOSSINUSITES

J.-M. KLOSSEK, J.-J. PESSEY

BACTERIOLOGIA DAS RINOSSINUSITES AGUDAS

O conhecimento da bacteriologia das rinossinusites agudas ocorre através de estudos epidemiológicos ou de avaliação de tratamentos com antibióticos. Esses estudos dizem respeito, na maioria dos casos, à rinossinusite maxilar aguda do adulto. As coletas são feitas por punção direta da cavidade maxilar, ou por coleta no nível do meato médio. Se a punção permanece, o método de referência pelo fato da flora comensal das fossas nasais [1] e do risco de contaminação, a confiabilidade, verificada com ajuda de dupla coleta, do isolamento no meato médio, é de cerca de 70% a 80% [2,3]. Os germes identificados pelos dois métodos não são diferentes. O Quadro 3.1 resume a bacteriologia dos estudos recentemente publicados sobre a rinossinusite maxilar aguda. Na França, dois germes, *Streptococcus pneumoniae* e *Haemophilus influenzae* representam perto de 50% dos germes identificados [4,5]. Como na otite média aguda, mas em uma proporção bem menor, um aumento da resistência do *S. pneumoniae* à penicilina (39%) e da secreção de betalactamase pelo *Haemophilus influenzae* (28%) foi observado [6]. Os outros germes, *Staphylococcus aureus, Branhamella catarrhalis,* estreptococos, enterococos são igualmente isolados mas em menor número. A presença dos anaeróbios é diversamente assinalada, estando estas diferenças provavelmente ligadas à metodologia das coletas e das técnicas de cultura utilizadas e à freqüência das rinossinusites de origem dentária incluída nos estudos; sua presença varia de 0% a 10%, ver mais de acordo com os autores [7-9]. As modificações recentes observadas sobre a resistência dos dois principais germes [10-12] responsáveis por rinossinusites agudas devem incitar o médico a adaptar seu antibiótico de escolha a essas variações.

Para as outras localizações sinusais, as informações são muito mais reduzidas em razão do fraco número de publicações e de casos recenseados nesses estudos.

Para o seio esfenoidal, os germes isolados são um pouco diferentes [13-15] daqueles identificados no momento da localização maxilar, com uma preponderância maior de *Staphylococcus aureus*.

Para o seio etmoidal, o pequeno número de casos e a heterogeneidade das publicações permitem simplesmente assinalar que os germes em questão estão próximos daqueles identificados nas rinossinusites maxilares com predominância do *Staphylococcus aureus*.

Para o seio frontal, uma série de 192 pacientes [16] permite confirmar a freqüência majoritária de *S. pneumoniae* e *H. influenzae* e, em alguns casos, o isolamento de germes anaeróbios. Para outros, o *Haemophilus* é o germe predominante [17].

Para as sinusites complicadas, o estreptococo [18], inclusive na criança [19], é o germe mais freqüente, mas vários outros germes foram isolados [20-24].

ANTIBIOTICOTERAPIA DAS RINOSSINUSITES AGUDAS BACTERIANAS

■ Generalidades

O interesse da antibioticoterapia foi discutido recentemente por Van Buchem [25], que, em um estudo comparando a amoxicilina com um placebo, concluiu a ausência de efeito terapêutico do antibiótico. Esta conclusão merece contudo alguns comentários: de um lado seu estudo não incluía coleta bacteriológica e era composto por um efetivo reduzido de pacientes, por outro lado, a epidemiologia microbiológica na Holanda em 1997 não corresponde à epidemiologia bacteriana francesa atual. Esse estudo tem, entretanto, o mérito de levantar o problema das antibioticoterapias na prática cotidiana para os episódios infecciosos nasossinusais. Outros autores avaliaram igualmente diversos tratamentos propostos nas rinossinusites agudas; Mann [26,27], há uns quinze anos, depois de uma revisão da literatura tinha assinalado uma equivalência de eficácia para múltiplos tratamentos, mas ainda não havia análise bacteriológica e o efetivo de cada estudo era reduzido, não permitindo comparação estatística alguma. Em 1997, De Bock [28] publicou uma metanálise sobre o resultado de 16 estudos randomizados em duplo-cego com relação a vários antibióticos. Ele chegou à conclusão que nenhum antibiótico era particularmente eficaz e que o interesse de moléculas ativas sobre os betalactamases não era muito significativo. De Bock recomendava não apenas a realização de estudos comparativos entre diversos antibióticos (os mais recentes em particular) e um placebo, mas igualmente o controle durante um prazo mais longo dos pacientes para avaliar o impacto da terapia com antibióticos sobre a repetição dos episódios infecciosos e a prevenção da cronicidade do quadro [29]. Mais recentemente, Gwaltney [30], chegando às mesmas conclusões, recomendava uma terapia com antibióticos utilizando as moléculas ativas sobre os germes mais correntes e levando em conta seu nível de resistência.

Essas conclusões, às vezes contraditórias, acentuam a freqüente confusão entre o tratamento dos sintomas e a erradicação bacteriana quando um estudo é realizado para avaliar a eficácia de um tratamento com antibiótico. De fato, a maioria dos estudos analisa a melhora depois do desaparecimento dos sintomas; em compensação, a erradicação bacteriana é muitas vezes um dado falho, pois é eticamente difícil de se obter, e só os fracassos são às vezes documentados bacteriologicamente.

Na França, atualmente, o princípio de uma terapia com antibiótico sistemático não é quase discutido [31] cada vez que uma rinossinusite bacteriana é devidamente autenticada pelo interrogatório, pelo exame clínico, até mesmo uma radiografia. Por outro lado, ainda que nenhum estudo justifique esse método, é fundamental diferenciar as rinossinusites maxilares das outras rinossinusites (frontais, etmoidais, esfenoidais) e as formas complicadas.

O impacto da terapia com antibióticos sobre a sobrevivência de complicações não é realmente conhecido, mas o número de casos registrados na literatura médica antes e depois do advento dos antibióticos diminuiu consideravelmente. Em compensação, nenhum ensaio permite conhecer a influência da terapia com antibióticos sobre a evolução de uma forma aguda para uma forma crônica.

■ Escolha do antibiótico

Na prática cotidiana, o tratamento de rinossinusites com antibióticos é justificável; a escolha se faz entre os antibióticos que receberam a autorização para serem comercializados. Essa autorização é dada no fim de estudos clínicos [32] e às vezes farmacológicos [33-34]. Essa escolha é igualmente guiada pela flora bacteriana, definida pelo resultado das coletas realizadas mais freqüentemente durante estudos clínicos de avaliação de um antibiótico com ajuda de coletas no meato médio.

Os agentes bacterianos isolados com mais freqüência são *Haemophilus influenzae* e *Streptococcus pneumoniae* para cerca de 50% a 60% dos casos. *Staphylococcus aureus,* enterobactérias, *Branhamella catarrhalis* representam os outros germes possíveis (Quadro 3.1). A presença de anaeróbios está sobretudo associada a um foco dentário. Atualmente, modificações de sensibilidade para *Haemophilus* (betalactamase) e para o pneumococo são assinaladas, mas em uma proporção menor que nas secreções de otite média aguda. Essa epidemiologia deve continuar presente na memória no momento da escolha do antibiótico, sabendo que não dispomos de fator de prognóstico com relação a essas resistências.

Na França, as moléculas que obtiveram a aprovação através de estudos clínicos são: as betalactaminas, as cefalosporinas C_1G, C_2G, C_3G, os macrolídeos, as sinergistinas. Para todas

Quadro 3.1: Bacteriologia das sinusites agudas

Estudo	n	S. P	H I	St a	Ent	Bra Ca	Strepto	Anaé	Outros
Fasquelle 1997[45]	32	6	3	5	4	1	–	–	13
Turik 1997	108	45	20	12	–	11	7	–	14
Gehanno 1990[46]	215	32	70	20	1	26	17	16	23
Kaplan 1999	43	6	20	11	–	5	–	1	–
Von Sidow 1995[47]	166	52	75	10	–	6	6	14	8
Klein 1998[48]	33	4	11	–	–	1	17	–	–
Camacho 1992[49]	148	57	23	26	–	–	–	–	42
Gwaltney 1997[50]	423	147	182	–	–	75	19	–	–
Johnson 1999[51]	143	43	47	21	–	32	–	–	–
Gehanno 1998	157	38	30	15	27	14	12	–	19
Pessey 1999[6]	222	52	36	23	12	4	18	4	9

n = Número de culturas positivas em cada estudo. Positividade variando entre 40% e 60% de acordo com os estudos. SP = *Streptococcus pneumoniae;* HI = *Haemophilus infuenzae;* Sta. = *Staphylococcus aureus;* Ent. = enterobactérias; Bra ca = *Branhamella cattarrhalis;* Strepto = *estreptococo;* Anae = anaeróbios.

essas classes, às vezes, uma única molécula foi avaliada. Nos Estados Unidos, um grupo de médicos especialistas [35] propõe incluir nos antibióticos a serem recomendados, amoxicilina, amoxicilina-clavulanato, azitromicina, cefpodoxima proxetil, cefdprozil, cefuroxima-axetil, claritromicina, levofloxacina, loracarbef, trimetropim-sulfametoxazol.

Vemos que essa escolha difere daquela considerada na França. Isso se explica não pelo fato de que as coletas foram realizadas por punção direta do seio infectado mas, provavelmente, porque o aumento de secreções de betalactamases e da resistência do pneumococo à penicilina ainda não estava presente nos Estados Unidos no momento dessas recomendações.

Assim, na França, as modificações recentes de sensibilidade de determinados agentes bacterianos conduzem à revisão do local e da escolha das moléculas antibióticas. Atualmente, é sensato propor quatro escolhas moduladas depois, pelo custo e pela tolerância de cada uma das moléculas: amoxicilina-ácido clavulânico, cefpodoxima proxetil, cefuroxima axetil, pritinamicina. No que diz respeito aos macrolídeos, em especial a azitromicina, seu papel como primeira escolha é discutível, em razão de uma diminuição de suas performances microbiológicas e dos estudos recentes, porém, com uma documentação bacteriológica, são desejáveis para mantê-los na antibioticoterapia empírica de primeira opção. As novas fluoroquinolonas (gemifloxacina, levofloxacina, moxifloxacina) têm propriedades bactericidas muito potentes, em particular na presença de pneumococos e *Haemophilus*. Elas dispõem de um importante poder de difusão sobre o local infectado, e sua posologia adequada (1× ao dia) faz delas certamente um tratamento muito eficaz para as rinossinusites nas quais a antibioticoterapia é fundamental (formas complicadas, localizações extramaxilares, pneumococo com resistência aumentada). Em compensação, sua utilização nas formas comunitárias maxilares não é recomendável, porque outras alternativas estão disponíveis e os riscos de fracassos clínicos com uma antibioticoterapia dita de primeira linha ainda são muito pequenos. As indicações para essa classe terapêutica são certamente o melhor meio de conservar o maior tempo possível essa eficácia sobre o pneumococo e reduzir também a indução de nova seleção, sempre possível depois de uma ampla utilização dessas novas moléculas.

■ Duração do tratamento

Na falta de controle bacteriológico durante os estudos analisados, não é possível ter uma resposta clara e científica. O desaparecimento dos sintomas acontece, em geral, rapidamente entre 48 horas e 4 dias. Em compensação, nenhum dado permite afirmar que a erradicação bacteriológica ocorreu. Um estudo sobre modelo animal poderia permitir responder a essa questão. Atualmente, as durações recomendadas são aquelas para as quais as moléculas foram validadas, isto é, 8 a 10 dias. Um primeiro estudo realizado por William [36] confirmou o benefício em rever essa duração até aqui estabelecida empiricamente. Entretanto, a ausência de documentação bacteriológica e os critérios de inclusão favoreceram amplamente a responsabilidade de infecções virais que tornam esse estudo discutível. Contudo, os ensaios validaram durações encurtadas de tratamento [37] particularmente com cefuroxima-axetil para uma duração de 5 dias.

■ Tratamentos auxiliares

A análise das prescrições dos medicamentos na França constata uma grande co-prescrição em casos de rinossinusites agudas. Esta é muitas vezes motivada pela necessidade de fazer desaparecer rapidamente a dor, o peso facial e a obstrução nasal. Entretanto, nenhum estudo em duplo-cego avaliou seu valor.

Parece lógico propor uma higiene nasal aos pacientes, contanto que uma informação precisa seja dada sobre a técnica de lavagem e sua freqüência [38].

No que diz respeito aos *vasoconstritores* por via local e por via geral, alguns trabalhos estão disponíveis sobre a tolerância local e a eficácia dos vasoconstritores sobre a mucosa nasal [39-40]. Esses trabalhos para a maioria não foram realizados em uma situação de infecção; entretanto, a inocuidade sobre uma duração inferior a dez dias parece real. Para as preparações locais [41], os efeitos sistêmicos são raros no paciente hígido de patologia cardiovascular, contanto que não ultrapasse as recomendações de uso. Por outro lado, nenhum trabalho permite concluir o benefício de associar um corticóide local ou um antibiótico ao vasoconstritor. Para a administração sistêmica, os raros estudos disponíveis são distorcidos e não permitem uma recomendação fora do risco de efeitos sistêmicos.

No que diz respeito aos *corticóides* por via sistêmica, sua ampla utilização não se fundamenta sobre nenhum trabalho de avaliação controlada. O objetivo da prescrição é reduzir a reação inflamatória e desta maneira a dor, diminuindo a sintomatologia [42-44]. A posologia, a duração e o benefício dessa prescrição não são avaliados. De fato, considerando-se seu uso, parece necessário analisar seu interesse porque o impacto desses produtos sobre a reação inflamatória natural é totalmente desconhecido.

Parece ainda possível distinguir um grupo de rinossinusite aguda que pode se beneficiar dessa co-prescrição antes de favorecer um amplo emprego empírico. O efeito antálgico do corticóide durante a avaliação deveria permitir precisar a AMM atual (determinadas sinusites agudas).

BACTERIOLOGIA DAS RINOSSINUSITES CRÔNICAS

As doenças infecciosas crônicas foram estudadas por vários autores para os quais as características retidas para o diagnóstico não são. Para alguns, trata-se de episódios agudos que persistem em pacientes que têm uma sintomatologia crônica rinossinusal mais ou menos definida, para outros, trata-se de paciente que apresenta uma rinorréia posterior depois de vários meses. Essa disparidade destaca a dificuldade de identificar os germes em discussão nessas formas clínicas.

Os resultados dos estudos com relação a episódios agudos nos pacientes portadores de patologia crônica são idênticos àqueles publicados para infecções agudas nos pacientes sem qualquer patologia rinossinusal crônica (provavelmente + de *Staphylococcus aureus*) [6].

Para os pacientes que sofrem de rinorréia crônica, a flora é muitas vezes polimicrobiana, sendo a coleta de secreções feita sob orientação endoscópica por via endonasal, por punção direta do seio ou por coleta durante a operação [3,52]. Os germes aeróbios são bastante parecidos com aqueles identificados nos episódios agudos, sendo, entretanto, uma proporção um pouco mais importante de estreptococo. A diferença entre os estudos é sobretudo acentuada para a porcentagem de identificação dos germes anaeróbios, já que os resultados variam de 10% a 60% [3,53-55]. A presença de *Pseudomonas aeruginosa* é igualmente destacada por determinados autores, mesmo fora de infecção pelo HIV ou da mucoviscidose, em que ele é o germe patógeno quase exclusivo com o *Staphylococcus aureus* [56-58].

ANTIBIOTICOTERAPIA DAS RINOSSINUSITES CRÔNICAS

Se a antibioticoterapia dos episódios agudos pode ser decidida empiricamente graças ao conhecimento da epidemiologia bacteriana freqüentemente atualizada, para uma infecção crônica é essencial identificar os germes em questão. A escolha do antibiótico muitas vezes prescrito para várias semanas é essencial, porque esses pacientes receberam freqüentemente múltiplos tratamentos. Uma penetração óssea do antibiótico é certamente útil porque acometimento ósseo muitas vezes é observado nessas formas clínicas. As fluoroquinolonas são uma boa indicação associadas aos antibióticos em que o espectro é adaptado aos germes identificados. Poucos trabalhos, contudo, estudaram essas formas clínicas particulares e, mesmo no Japão, propõe-se a administração de macrolídeos por vários meses [59]. Tal atitude não é recomendável na França, onde resistências crescentes para com essa família são observadas depois de alguns anos. O tratamento com antibiótico pode ainda estar associado a uma cirurgia, já que as lesões mucosas são irreversíveis e continuam favorecendo os focos infecciosos. Enfim, essas formas devem imperativamente eliminar uma micose que às vezes se revela sob a forma de supuração crônica.

Bibliografia

[1] Klossek JM, Dubreuil L, Richet H, Richet B, Sedallian A, Beutter P. Bacteriology of the adult middle meatus. *J Laryngol Otol* 1996;*110*:847-849.
[2] Nadel DM, Lanza DC, Kennedy DW. Endoscopically guided cultures in chronic sinusitis. *Am J Rhinol* 1998;*12*:233-241.
[3] Klossek JM, Dubreuil L, Richet H, Richet B, Beutter P. Bacteriology of chronic purulent secretions in chronic rhinosinusitis. *J Laryngol Otol* 1998;*112*:1162-1166.
[4] Pessey JJ. Pristinamycine dans les traitements en externe de la sinusite aiguë de l'adulte. *Presse Med* 1999;*28* Suppl 1:10-12.
[5] Gehanno P, Berche P. Sparfloxacin versus cefuroxime axetil in the treatment of acute purulent sinusitis. Sinusitis Study Group. *J Antimicrob Chemother* 1996;*37 Suppl A*:105-114.
[6] Pessey JJ, Chidiac C. Bactériologie de la sinusite aiguë et chronique de l'adulte. Communication RICAI, Paris, déc 1999.
[7] Brook I, Yocum P, Frazier EH. Bacteriology and beta-lactamase activity in acute and chronic maxillary sinusitis. *Arch Otolaryngol Head Neck Surg* 1996;*122*:418422; discussion 423.
[8] Brook I. Microbiology of common infections in the upper respiratory tract. *Prim Care* 1998;*25*:633-648.
[9] Penttila M, Savolainen S, Kiukaanniemi H, Forsblom B, Jousimies-Somer H. Bacterial findings in acute maxillary sinusitis. European study. *Acta Otolaryngol Suppl* 1997;*529*:165-168.
[10] Ferroni A, Nguyen L, Gehanno P, Boucot I, Berche P. Clonal distribution of penicillin-resistant Streptococcus pneumoniae 23F in France. *J Clin Microbiol* 1996;*34*:2707-2712.
[11] Poole MD. A focus on acute sinusitis in adults: changes in disease management. *Am J Med* 1999;*106*:38S-47S; discussion 48S-52S.
[12] Low DE, Desrosiers M, McSherry J *et al*. A practical guide for the diagnosis and treatment of acute sinusitis. *Cmaj* 1997;*156* Suppl 6:S1-S14.
[13] Stoll D, Dumon T, Adjibabi W. Sphénoïdites isolées (a propos de 23 cas). *Rev Laryngol Otol Rhinol* 1997;*118*:87-89.
[14] Erminy M, Bonfils P. Sphénoïdite aiguë et chronique, revue de la littérature. *Ann Otolaryngol Chir Cervicofac* 1998;*115*:106-116.
[15] Lew D, Southwick FS, Montgomery WW, Weber AL, Baker AS. Sphenoid sinusitis. A review of 30 cases. *N Engl J Med* 1983;*309*:1149-1154.

[16] Antila J, Suonpaa J, Lehtonen OP. Bacteriological evaluation of 194 adult patients with acute frontal sinusitis and findings of simultaneous maxillary sinusitis. *Acta Otolaryngol Suppl* 1997;*529*:162-164.
[17] Ruoppi P, Seppa J, Nuutinen J. Acute frontal sinusitis: etiological factors and treatment outcome. *Acta Otolaryngol* 1993;*113*:201-205.
[18] Barry B, Ameline E, Thuong M, Brunel F, Pichelin C, Gehanno P. Complications orbitaires des sinusites aiguës de l'adulte. *Ann Otolaryngol Chir Cervicofac* 2000;*117*:19-25.
[19] Giannoni C, Sulek M, Friedman EM. Intracranial complications of sinusitis: a pediatric series. *Am J Rhinol* 1998;*12*:173-178.
[20] Mann W, Amedee RG, Maurer J. Orbital complications of pediatric sinusitis treatment of periorbital abscess. *Am J Rhinol* 1997;*11*:149-153.
[21] Deans JA, Welch AR. Acute isolated sphenoid sinusitis: a disease with complications. *J Laryngol Otol* 1991;*105*:1072-1074.
[22] Gallagher RM, Gross CW, Phillips CD. Suppurative intracranial complications of sinusitis. *Laryngoscope* 1998;*108*:1635-1642.
[23] Dolan RW, Chowdhury K. Diagnosis and treatment of intracranial complications of paranasal sinus infections. *J Oral Maxillofac Surg* 1995;*53*:1080-1087.
[24] Samad I, Riding K. Orbital complications of ethmoiditis: B.C. Children's Hospital experience, 1982-1989. *J Otolaryngol* 1991;*20*:400-403.
[25] Van Buchem FL, Knottnerus JA, Schrijnemaekers VJ, Peeters MF. Primary-carebased randomised placebo-controlled trial of antibiotic treatment in acute maxillary sinusitis. *Lancet* 1997;*349*:683-687.
[26] Mann W, Jonas I. [A study of spontaneous cure of sinusitis (author's transl)]. *Hno* 1981;*29*:92-94.
[27] Mann W, Gobel U, Pelz K, Jonas I. Effect of treatment in maxillary sinusitis. *ORL J Otorhinolaryngol Relat Spec* 1981;*43*:274-279.
[28] De Bock GH, Dekker FW, Stolk J, Springer MP, Kievit J, Van Houwelingen JC. Antimicrobial treatment in acute maxillary sinusitis: a meta-analysis. *J Clin Epide*miol 1997;*50*:881-890.
[29] Brook I, Frazier EH, Foote PA. Microbiology of the transition from acute to chronic maxillary sinusitis. *J Med Microbiol* 1996;*45*:372-375.
[30] Gwaltney JM Jr. Acute community acquired bacterial sinusitis: to treat or not to treat. *Can Respir J* 1999;*6* Suppl A:46A-50A.
[31] Barry B. Controverses dans le traitement de la sinusite aiguë. *Rev Prat* 1998;*48*:1745-1747.
[32] Henry DC, Sydnor A Jr, Settipane GA *et al*. Comparison of cefuroxime axetil and amoxicillin/clavulanate in the treatment of acute bacterial sinusitis. *Clin Ther* 1999;*21*:1158-1170.
[33] Sudderick RM, Lund VJ, Thomson JP, McCombe A, Mackay IS. An evaluation of the penetration of cefuroxime axetil into human paranasal sinus tissue. *Rhinology* 1992;*30*:11-16.
[34] Dinis PB, Monteiro MC, Lobato R, Martins ML, Gomes A. Penetration of cefuroxime into chronically inflamed sinus mucosa. *Laryngoscope* 1999;*109*:1841-1847.
[35] Kaliner MA, Osguthorpe JD, Fireman P *et al*. Sinusitis: bench to bedside. Current findings, future directions. *Otolaryngol Head Neck Surg* 1997;*116*:S1-520.
[36] Williams JW Jr, Holleman DR Jr, Samsa GP, Simel DL. Randomized controlled trial of 3 vs 10 days of trimethoprim/sulfamethoxazole for acute maxillary sinusitis. *JAMA* 1995;*273*:1015-1021.
[37] Pessey JJ, Dubreuil C, Gehanno P, Artaz MA, Scheimberg A. Efficacité et tolérance du céfixime en traitement de 4 jours ou de 10 jours versus 10 jours d'amoxicilline-acide clavulanique dans les sinusites aiguës. *Med Mal Infect* 1996;*26*:839-845.
[38] Shoseyov D, Bibi H, Shai P, Shoseyov N, Shazberg G, Hurvitz H. Treatment with hypertonic saline versus normal saline nasal wash of pediatric chronic sinusitis. *J Allergy Clin Immunol* 1998;*101*:602-605.
[39] Malm L. Pharmacological background to decongesting and anti-inflammatory treatment of rhinitis and sinusitis. *Acta Otolaryngol Suppl* 1994;*515*:53-55.
[40] Ackerhans M, Jannert M, Tonnesson M. Effects of a new administration form of oxymetazoline on maxillary ostial patency in healthy individuals and patients with acute rhinitis. *Acta Otolaryngol Suppl* 1994;*515*:49-52.
[41] Graf P, Enerdal J, Hallen H. Ten days'use of oxymetazoline nasal spray with or without benzalkonium chloride in patients with vasomotor rhinitis. *Arch Otolaryngol Head Neck Surg* 1999;*125*:1128-1132.
[42] Lundberg L, Isacson D. The impact of over-the-counter availability of nasal sprays on sales, prescribing, and physician visits. Scand *J Prim Health Care* 1999;*17*:41-45.

[43] Mygind N. Effects of corticosteroid therapy in non-allergic rhinosinusitis. *Acta Otolaryngol* 1996;*116*:164-166.
[44] Damm M, Jungehulsing M, Eckel HE, Schmidt M, Theissen P. Effects of systemic steroid treatment in chronic polypoid rhinosinusitis evaluated with magnetic resonance imaging. *Otolaryngol Head Neck Surg* 1999;*120*:517-523.
[45] Fasquelle P. Epidémiologie des sinusites: étude de 326 prélèvements réalisés de 1993 a 1996. *Med Mal Inf* 1997;27-792-799.
[46] Gehanno P, Depondt J, Barry B, Simonet M, Dewever H. Comparison of cefpodoxime proxetil with cefaclor in the treatment of sinusitis. *J Antimicrob Chemother* 1990;*26 Suppl* E:87-91.
[47] Von Sydow C, Savolainen S, Soderqvist A. Treatment of acute maxillary sinusitis, comparing cefpodoxime proxetil with amoxicillin. *Scand J Infect Dis* 1995;*27*:229-234.
[48] Klein GL, Whalen E, Echols RM, Heyd A. Ciprofloxacin versus cefuroxime axetil in the treatment of adult patients with acute bacterial sinusitis. *J Otolaryngol* 1998;*27*:10-16.
[49] Camacho AE, Cobo R, Otte J *et al*. Clinical comparison of cefuroxime axetil and amoxicillin/clavulanate in the treatment of patients with acute bacterial maxillary sinusitis. *Am J Med* 1992;*93*:271-276.
[50] Gwaltney JM Jr, Savolainen S, Rivas P *et al*. Comparative effectiveness and safety of cefdinir and amoxicillin-clavulanate in treatment of acute community-acquired bacterial sinusitis. Cefdinir Sinusitis Study Group. *Antimicrob Agents Chemother* 1997;*41*:1517-1520.
[51] Johnson PA, Rodriguez HP, Wazen JJ *et al*. Ciprofloxacin versus cefuroxime axetil in the treatment of acute bacterial sinusitis. Sinusitis Infection Study Group. *J Otolaryngol* 1999;*28*:3-12.
[52] Vaidya AM, Chow JM, Stankiewicz JA, Young MR, Mathews HL. Correlation of middle meatal and maxillary sinus cultures in acute maxillary sinusitis. *Am J Rhinol* 1997;*11*:139-143.
[53] Brook I, Thompson DH, Frazier EH. Microbiology and management of chronic maxillary sinusitis. *Arch Otolaryngol Head Neck Surg* 1994;*120*:1317-1320.
[54] Brook I, Frazier EH, Foote PA. Microbiology of chronic maxillary sinusitis comparison between specimens obtained by sinus endoscopy and by surgical drainage. *J Med Microbiol* 1997;*46*:430-432.
[55] Rontal M, Bernstein JM, Rontal E, Anon J. Bacteriologic findings from the nose, ethmoid, and bloodstream during endoscopic surgery for chronic rhinosinusitis implications for antibiotic therapy. *Am J Rhinol* 1999;*13*:91-96.
[56] April MM. Management of chronic sinusitis in children with cystic fibrosis. *Pediatr Pulmonol Suppl* 1999;*18*:76-77.
[57] Cuyler JP, Monaghan AJ. Cystic fibrosis and sinusitis. *J Otolaryngol* 1989;*18*:173-175.
[58] Halvorson DJ, Dupree JR, Porubsky ES. Management of chronic sinusitis in the adult cystic fibrosis patient. *Ann Otol Rhinol Laryngol* 1998;*107*:946-952.
[59] Hashiba M, Baba S. Efficacy of long-term administration of clarithromycin in the treatment of intractable chronic sinusitis. *Acta Otolaryngol Suppl* 1996;*525*:73-78.

4

AJUDA DO LABORATÓRIO DE BACTERIOLOGIA NO DIAGNÓSTICO BIOLÓGICO DAS SINUSITES

L. DUBREUIL

ANAMNESE

Em uma publicação recente, Poole [1] insistiu sobre a ausência de recomendações claras com relação ao diagnóstico e ao tratamento das sinusites. O diagnóstico das sinusites comunitárias não-complicadas é essencialmente clínico. Em caso de sinusite aguda, parece que a aquisição de imagens e a microbiologia são realizadas raramente. A bacteriologia é sugerida se houver recorrência, fracasso de um primeiro tratamento, agravamento ou cronicidade durante o ato operatório, durante estudos clínicos ou epidemiológicos, enfim para pacientes selecionados como os imunodeprimidos, em casos de sépsis e durante infecções fúngicas [2].

Se os antibióticos parecem acelerar a resolução da infecção e reduzir a taxa de complicações, discute-se ainda sua utilização, a prescrição se tornando, na maioria das vezes, de maneira empírica visando aos dois patógenos mais freqüentes, o pneumococo e o *Haemophilus influenzae*. A produção de β-lactamase pelo *Haemophilus* e *Moraxella*, a resistência do pneumococo à penicilina G são provavelmente os responsáveis pelos fracassos. Isolar os patógenos responsáveis por uma sinusite e conhecer seus antibiogramas respectivos é uma situação ideal para o bacteriologista, que pode então ajudar melhor o clínico no emprego de uma antibioticoterapia eficaz que conduza à redução da morbidade dessas infecções freqüentes tanto comunitária quanto no hospital. O tratamento empírico é à base da não-realização de coletas com objetivo bacteriológico e isso ocorre por três razões: a impossibilidade de realizar um exame bacteriológico dentro das condições técnicas corretas, a falta de confiança de determinados produtos patológicos e a economia de um ato cirúrgico traumático para estabelecer o diagnóstico etiológico da infecção.

Antes de chegar a esse ponto, é preciso saber responder às seguintes questões: como e quando coletar, qual interpretação podemos tirar da análise bacteriológica? A resposta é difícil na ausência de consenso sobre o tema.

ETIOLOGIA MICROBIANA DAS SINUSITES

■ Sinusites agudas

A maioria dos dados provém das aspirações dos seios maxilares. Isola-se uma, duas ou três bactérias em respectivamente 55%, 10% e 1%. A ausência de cultura é freqüente em caso de

Quadro 4.1: Bactérias isoladas das sinusites agudas

Bactérias	Freqüência de isolamento (%)			
Autor [referência]	Hamory [7]	Scheld [8]	Low [9]	Low [9]
Concentração em cultura (UFC/ml)	P 10^4	P 10^4	ND	ND
Número de coletas +	59/105	57/80		
			Adulto	Criança
Bactéria patógeno				
S. pneumoniae	34	44	34 (23-54)	41 (36-47)
H. influenzae	30	40	35 (19-60)	29 (27-32)
B. catarrhalis	8		2 (0-8)	29 (27-32)
Anaeróbios	12	7	6 (0-10)	0
Estreptococos	3		2	2
S. aureus	1,7	7	4	0
Enterobactéria	1,7		4 (0-11)	2
P. aeruginosa	1,7			

P = Punção

sinusite em 25% a 30% dos casos e 55% se houver lavagem dos seios [3]; ela é rara no paciente-modelo (10% a 15%). Nas sinusites comunitárias do adulto, isola-se essencialmente (75% dos casos) pneumococo e cepas não-capsuladas e não typables de *Haemophilus influenzae* [3,4]. São igualmente incriminados *Branhamella catarrhalis*, estreptococos (*S. pyogenes*, *S. intermedius* e estreptococos α-hemolíticos), anaeróbios severos. Além dos anaeróbios, os quatro patógenos citados anteriormente são responsáveis por 92% dos casos [5]. Os estafilococos coagulase negativo estão na maioria das vezes presentes em concentrações baixas (< 10^2 UFC/ml) [5]. O estreptococo é raro na criança; trata-se muitas vezes de um copatógeno [4]. Os anaeróbios (*Prevotella*, *Fusobacterium* e *Peptostreptococcus*) estão envolvidos nas sinusites crônicas mas também nas sinusites agudas de origem dentária. As bactérias isoladas são semelhantes àquelas isoladas nos quadros de otites. A cultura é muitas vezes polimicrobiana sendo as bactérias entéricas raras (enterococo e *E. coli*), os anaeróbios pouco numerosos. Dentre os bacilos Gram-negativos, destaca-se a *Pseudomonas aeruginosa* que é raramente encontrada em infecções comunitárias.

A *Chlamydia pneumoniae*, ainda que não-documentada a partir das culturas, é uma outra etiologia possível. Os vírus (rinovírus, *Myxovirus influenza*, *Paramyxovirus parainfluenza* e adenovirus) estariam presentes em 15% dos casos, associados ou não às bactérias citadas anteriormente. Nos pacientes acometidos de sinusites maxilares (purulentas ou não), destacam-se os anticorpos dirigidos contra micoplasmas, *Chlamydia* ou vírus em 33% dos casos. Em 90% dos casos, trata-se de adenovirus, vírus *influenza* A e B [6]. Uma elevação dos anticorpos antimicoplasma é observada em 10% dos casos.

Na criança, o *Branhamella catarrhalis* é isolado mais freqüentemente (19%); o trio infernal (pneumococo, *Haemophilus* e *Moraxella*) é responsável por 80% dos casos, ao passo que os bacilos Gram-negativos e os anaeróbios são raros (< 2%).

■ Sinusites crônicas

Encontramos as mesmas bactérias das infecções agudas, mas as taxas de isolamento são modificadas, já que aparecem com uma freqüência elevada os anaeróbios, estreptococos viridans e *Staphylococcus aureus*. Trata-se de uma flora polimicrobiana e mista. Os anaeróbios são freqüentemente encontrados (25% a 100%) [10-12]. Pode-se suspeitar em casos de odor fétido da cavidade nasal ou depois de diversos tratamentos com antibióticos. Sua freqüência parece ligada à tecnologia [2,13] em particular à manutenção da anaerobiose (coleta colocada no meio de transporte por anaeróbios, encaminhamento rápido, semeadura sobre meios reduzidos após incubação em anaerobiose). Outro ponto que é fundamental é que as geloses devem ser moldadas em placa de Petri no mesmo dia, ou estocadas em anaerobiose (câmara ou jarra). A cultura dos anaeróbios não se faz sempre na hora sobre um meio sólido, devendo semear em meio líquido (meio de *Rosenow Biorad-Pasteur*), ao qual retornaremos em caso de não-cultura. Em um estudo de Brook [10] realizado com crianças, os anaeróbios foram encontrados sem exceção em todas as coletas, sendo 97 anaeróbios nas 37 culturas. Os anaeróbios Gram-negativos isolados são: *Prevotella, Porphyromonas* e *Fusobacterium*; em compensação, não há bacteróides do grupo *fragilis*. No adulto, a presença de *B. fragilis* está associada seja a um problema digestivo subjacente, seja à falta de higiene; nesse caso, observa-se uma associação com *Proteus* e/ou enterococos. Os anaeróbios serão ainda mais freqüentes se existirem complicações como celulite periorbitária, abscesso cerebral, empiema subdural, trombose do seio cavernoso, e até meningite. Em caso de mucoviscidose, isola-se freqüentemente o *Pseudomonas aeruginosa* ou até mesmo o *Bulkholderia cepacia*.

Outros autores contestam o papel dos anaeróbios, supondo que eles estão presentes na flora normal e que *P. acnes* é isolado em 70% dos casos [14,15]. Segundo Wald, a ausência de esterilização antes da coleta e o limiar de contagem constituem critérios de possível erro das publicações [4]. Isolam-se de 2 a 6 anaeróbios por coleta, podendo esse número aumentar em caso de sinusites odontogênicas; não se isola *Bacteroides fragilis* [4]. Para Brook [16], as propionibactérias representam apenas 10% dos anaeróbios isolados; por outro lado, eles são raros, visto que a coleta é cirúrgica [16]. Sem dúvida, seria conveniente excluir essas bactérias, como se faz com os estafilococos coagulase negativa e as corinebactérias. Para Ito e col. [17] as propionibactérias e os estafilococos são mais freqüentes nas biópsias que nas aspirações.

■ Sinusites nosocomiais

Elas ocorrem nos pacientes que passaram muito tempo em regime de internação (no pós-operatório, queimados, traumatismos severos) com intubação endotraqueal ou nasogástrica prolongada. A intubação por via nasal tem mais alto risco de sinusite (25% dos pacientes têm uma sinusite após 5 dias de intubação [4]) no que diz respeito à via orotraqueal [4]. As bactérias isoladas são essencialmente bacilos Gram-negativos (*Klebsiella pneumoniae, Pseudomonas aeruginosa, Enterobacter* sp.) [4]. Encontram-se igualmente nessas infecções, quase sempre, polimicrobianas estafilococo e anaeróbios [18,19].

■ Pacientes debilitados

Os pacientes diabéticos, imunodeprimidos (leucemias, tumores sólidos, neutropênicos febris), tratados com imunossupressores ou tendo um déficit da imunidade celular estão sujeitos à infecção fúngica. O *Aspergillus* representa a primeira causa de infecção fúngica no imunodeprimido, ao passo que o *Mucor* se encontra no diabético. Isolam-se igualmente cepas de *Candida* [4]. Trata-se muitas vezes de infecções invasivas no imunodeprimido, mesmo quando espécies saprófitas.

Em caso de mucoviscidose, isola-se freqüentemente *Pseudomonas aeruginosa, Haemophilus influenzae*, estreptococos e bactérias incomuns.

O *Legionella pneumophila* foi isolado em um paciente infectado pelo HIV.

Nos enxertados, a incidência da sinusite é: enxertos cardíacos 26% a 37%, renais 4% ou de medula 30%. Nesse último grupo de pacientes, isolam-se os bacilos Gram-negativos (57%) dos quais várias espécies de *Pseudomonas*, cocos Gram-positivos (27%) mas também fungos (17%). Nos pacientes que têm uma sinusite fúngica, os leucócitos são < 1 G/l [20]. A análise bacteriológica é, portanto, indispensável para esses pacientes.

Nos pacientes em ventilação mecânica [21], as punções foram estéreis sete vezes, monomicrobianas em 30 vezes e polimicrobianas em 14 vezes. Isolam-se, respectivamente, *S. aureus* (18%), estreptococos (17%), bacilos Gram-negativos dos quais em primeiro lugar *P. aeruginosa* (47%), o que explica sua origem nosocomial. Resultados parecidos são obtidos ao longo das sinusites nosocomiais nos pacientes de reanimação. Isola-se principalmente por ordem de freqüência *S. aureus* (14%), *P. aeruginosa* (11%), *Acinetobacter baumanii* (10%). Estão presentes numerosas enterobactérias, anaeróbios, fungos, *Stenotrophomonas maltophilia,* ao passo que pneumococos, *Haemophilus* são relegados à última instância [22].

FLORA NORMAL DO PACIENTE NÃO-INFECTADO

A flora do meato médio do paciente sadio foi avaliada recentemente em 139 pacientes com mais de 16 anos [23]. Mais de 80% das coletas geraram uma cultura bacteriana (91 anaeróbios, 4 anaeróbios invasivos e 18 colonizações mistas). Os estafilococos coagulase negativo, as corinebactérias e o grupo *Propionibacterium acnes* e *Pesptostreptococcus* (predominantes em 27/29 coletas onde os anaeróbios são isolados) são o reflexo de uma flora cutânea. Em caso de sinusite, essa flora cutânea diminui em benefício dos patógenos [11]. O transporte do estafilococo é estimado em 12,6% dos casos. Enterobactérias, *Haemophilus* e pneumococos são raros. Resultados similares indicam que meningococo, estreptococos e outros patógenos só estão presentes na cavidade nasal de menos de 3% dos pacientes acometidos [1, 24]. Na criança, o transporte nasal temporário de bactérias fecais é possível (Enterobactérias, *Enterococcus*).

Conduzimos no nosso laboratório um estudo sobre a flora do meato médio em 60 pacientes hospitalizados por menos de 24 horas por uma causa não-infecciosa; a metade desses pacientes

Quadro 4.2: Flora do meato médio nos pacientes hospitalizados de menos de 24 horas por uma causa não-infecciosa [25]

Flora	Paciente HIV – (N = 30)	Paciente HIV + (N = 30)	Contagem ($\log_{10}$ UFC/ml)
Total ($\log_{10}$ UFC/ml)	6,67	6,09	
Espécies encontradas (número de casos) en dehors des estafilococos com coagulase negativa e das corinebactérias			
S. aureus	2	6	10^4-10^8
Peptostreptococcus	4	5	< 10^5
P. acnes	3	6	10^4 a 10^6
P. aeruginosa	0	1	10^5
Klebsiella	1	0	< 10^5
Proteus	0	–	< 10^5

era de soropositivos para o HIV [25]. Além de um protocolo rigoroso permitindo o isolamento dos anaeróbios, tratava-se de um estudo quantitativo no qual todas as espécies eram enumeradas.

Em 95% dos casos, foram encontrados estafilococos coagulase negativo (várias espécies em uma mesma coleta), corinebactérias no limiar de 10^5 UFC/ml. Entre as 60 coletas, o *Peptostreptococcus* foi isolado em 9 em menor quantidade (< 10^5 UFC/ml), isso também para cada uma das cepas de enterobactérias ou de *Pseudomonas*. Ao contrário, o *P. acnes* foi isolado em 9, mas com taxas mais elevadas de 10^4 a 10^6 UFC/ml. Quanto ao *S. aureus*, nós o isolamos em 8 casos de 104 a 108 UFC/ml, ou seja um transporte de 13%.

É preciso distinguir o paciente normal não-infectado do paciente que tem antecedentes recentes de sinusite. A flora normal é reprimida em caso de sinusite (aumento da secreção de lisozima, variações do pH, interferência bacteriana, etc.). Seu reaparecimento seria um sinal de cura [26].

TÉCNICAS DE LABORATÓRIO

■ Qualidade da coleta e transporte

A qualidade do material para coletado condiciona a resposta do bacteriologista. Mesmo se a coleta for efetuada com o maior cuidado, será de pouco valor se não se originar do local da infecção. O seio é contaminado pela flora nasofaríngea. Uma aspiração endoscópica ou um *swab* é aceitável; convém utilizar um *swab* de alginato de cálcio ou em dacron. A assepsia da cavidade nasal antes da punção não parece resolver os problemas de contaminação [21]. Na maioria dos casos, a assepsia não é feita [19].

Algumas regras devem ser sistemáticas:

- tentar obter um volume suficiente;
- identificar e assegurar o envio em frascos herméticos (risco de contaminação da equipe (HIV, HBV, *Brucella*));
- toda coleta deve ser encaminhada em menos de 2 horas, 30 minutos se a quantidade coletada for pequena, 24 horas se um meio de transporte for utilizado;
- as biopsias devem ser estocadas em temperatura ambiente;
- convém não refrigerar as coletas. Anaeróbios e *Haemophilus* são sensíveis ao frio.

O biólogo é responsável pela qualidade das coletas. Determinados autores preconizam a recusa de coletas incorretas, mal transportadas ou que chegam fora do prazo. Em caso de perda dos padrões, uma carta de "não-contorne" da qualidade pode ser atribuída àqueles que não respeitaram o protocolo.

■ Exame direto

Em caso de sinusite, o exsudato contém 5.000 polinucleares/mm^3 (coloração MGG). A evidência de bactérias por ordem de seu morfotipo ao exame direto (coloração de Gram) permite um diagnóstico presuntivo em mais de 90% dos casos [27].

■ Semeadura

A partir da coleta, semeamos 0,1 ml sobre duas geloses *Columbia* no sangue, uma incubada em aerobiose, a outra em anaerobiose e uma gelose chocolate Poly-Vitex incubadas sob 10% de CO_2. Outros meios são utilizados, meios seletivos para anaeróbios mas também um meio líquido para salvaguardar as bactérias (caldo de Rosenow).

■ Contagem bacteriana

Realiza-se uma série de diluições na décima parte nos meios previamente reduzidos e semeiam-se as diluições 10^{-3}, 10^{-5}, 10^{-7}. Em caso de infecção isolamos 10^5 a 10^8 bactérias/ml [13, 28]. Quando um antibiótico é administrado, se observamos uma cura clínica, a punção é estéril; quando ela não é, uma redução de 4 a 6 log da população inicial é observada. Em caso de fracasso clínico, encontra-se o patógeno inicial à razão de 10^5 ou 10^6 bactérias/ml [7]. O patógeno era encontrado em caso de interrupção do tratamento ou de ausência de sensibilidade [7]. A cura bacteriológica é definida quando há erradicação ou redução de 4 log do patógeno entre duas punções [8].

■ Na prática

A maioria dos autores define a sinusite em bacteriologia pela purulência do líquido, a presença de polinucleares neutrófilos do Gram e uma cultura positiva mostrando a presença de um ou vários germes predominantes. Para outros, as culturas quantitativas no limiar de 10^3 UFC/ml permitem distinguir a infecção verdadeira da colonização ou da contaminação. Essas técnicas são difíceis de serem realizadas.

Determinados autores avaliam a contaminação efetuando uma segunda coleta no meato nasal inferior; em compensação, eles consideram como patógenos as bactérias que crescem em maior número [19].

AS DIFERENTES COLETAS NAS SINUSITES

É evidente que as culturas realizadas a partir da superfície do vestíbulo nasal ou da nasofaringe são inadequadas em virtude da flora residente que contamina a coleta. Essa técnica não pode ser empregada, em especial para apreciar a atividade dos antibióticos [29]. Nesse caso, só a aspiração direta por punção ou após injeção eventual de um líquido de lavagem (1 a 2 ml de soro fisiológico) permite estabelecer a etiologia bacteriana da infecção.

Esse diagnóstico invasivo é considerado como o único meio de procurar a etiologia das sinusites por punção e aspiração de um exsudato. A coleta dos exsudatos por via nasal ou mesmo por endoscopia não daria resultados confiáveis por causa da contaminação pela flora residente. As bactérias em questão são bem conhecidas depois de estudos nos quais punções sistemáticas foram realizadas, também esse ato invasivo não é recomendado em uma sinusite aguda "clássica". A punção é, portanto, reservada para o diagnóstico bacteriano de infecções raramente severas, em particular se uma extensão intracraniana é suspeitada. A punção será realizada nos pacientes que não respondem a uma antibioticoterapia empírica, nos pacientes imunodeprimidos e em caso de sinusite nosocomial, se a identidade ou a sensibilidade das bactérias em questão não são previsíveis [30].

Por punção-aspiração com agulha

Ela ocorre por aspiração depois de anestesia local (exemplo: cocaína 10%, 5', xilocaína 1% depois desinfecção à *Betadine*). Segundo Wald [4], o trocarte permite evitar a contaminação local e a cocaína tem a vantagem de ser, às vezes, anestesiante, anti-séptica localmente e não-irritante para a mucosa em relação aos anti-sépticos. Quando o material coletado é pouco abundante, a análise citológica dificilmente é realizada [2].

Se a punção for negativa, instila-se de 1 a 2 ml de soro fisiológico (ou solução de Ringer) depois da aspiração do líquido. O material aspirado com seringa é injetado em um meio de transporte (Portagerm®, TGV anaer®). O ar é retirado da seringa e a seringa é tampada [7] com um tampão estéril, a fim de evitar qualquer acidente para a equipe. O transporte diretamente na seringa é um meio à revelia, quando a quantidade de material coletado é insuficiente.

Uma limpeza antes da punção é efetuada por aspiração do conteúdo da narina e depois um *swab* antes da punção [7], ou por utilização de *Bétadine*® [8]. As coletas serão enviadas ao laboratório ou efetuaremos uma contagem de leucócitos, um exame direto e uma cultura procurando ao mesmo tempo os aeróbios, os anaeróbios, os fungos e as bactérias [29]. Nos pacientes sob ventilação mecânica, a eficácia da assepsia foi estudada [21]. Um *swab* é realizado antes, logo após a assepsia por aplicação de *Bétadine*® durante 20 minutos, previamente à punção sinusal. O anti-séptico faz com que 51% das 179 coletas sejam estéreis, ao passo que a flora diminui em 38% dos casos e não é modificada em 11% dos casos.

Aspiração endoscópica das secreções no meato médio

Ela se faz geralmente com a ajuda de um cateter flexível colocado por exemplo sobre uma seringa com tuberculina. Segundo Bridger [31], o risco de contaminação das amostras é pequeno (2,1%). Por essa razão, isolam-se mais estafilococos, o que traduz uma contaminação cutânea. Convém, sem dúvida, eliminar então esses estafilococos, quando outros patógenos estão presentes (pneumococo e *Haemophilus*). Em compensação, o isolamento em cultura pura de *S. aureus* deve ser levado em conta. Essa observação vale igualmente para as enterobactérias, sendo mais discutível em relação aos comensais da pele, corinebactérias, estafilococos com coagulase negativo e *Propionibacterium acnes* [31]. Esses fatos são confirmados em outros estudos; portanto, o estudo das secreções coletadas no meato médio por um *swab* sob endoscopia mostrou que os estreptococos, os pneumococos, o *Haemophilus*, o *S. aureus*, o *Prevotella* e o *Fusobacterium* estavam associados à infecção crônica e isso em relação a uma população controle [12]. Não encontramos nenhum anaeróbio Gram-negativo nos pacientes normais, em compensação os estafilococos coagulase negativos, corinebactérias e *Propionibacterium acnes* eram mais freqüentes no grupo normal.

Na falta de aspiração com agulha, determinados autores preferem recolher o líquido de lavagem, depois irrigação por 100 ml de soro fisiológico, antes dos 2 ml recuperados após injeção no seio [32]. Ao contrário, a contaminação pela flora faríngea parece mais freqüente em caso de irrigação [28].

Secreções nasais *versus* aspiração sinusal

É de longe a coleta mais contestada. A correlação com uma punção sinusal é de 65% [3]. Esse grau fraco de correlação não permite predizer a bacteriologia da sinusite.

Outros autores não rejeitam completamente esse tipo de coleta, levando em conta a ausência de cultura de punção dos seios em 15% a 25% dos casos [33]. Os mesmos patógenos são isolados em 164/181, ou seja 91% das sinusites purulentas [34]. Os patógenos ausentes da aspiração são encontrados nas secreções em 3% dos casos que se pode considerar como falsos negativos. Se nos interessamos (Quadro 4.3) pelas culturas negativas por aspiração mas positivas nos outros casos (secreções nasais ou depois de irrigação do seio), deduzimos que as secreções nasais permitem encontrar um patógeno em 50% dos casos (32/66). Observamos que, no momento da irrigação ou nas secreções nasais, a ausência de cultura estéril traduz bem a freqüente contaminação pela flora normal residente dessas coletas. Nesses estudos, os estafilococos são considerados como não-patógenos.

Em diversos estudos com a utilização desse método, em comparação com a aspiração endoscópica do seio, a identificação dos patógenos (Pn, Hi Bc) é satisfatória com um valor preditivo negativo de 91% [35].

Em caso de diagnóstico errado, arrisca-se coletar a flora purulenta de uma infecção nasofaríngea. Lembramos que se isolam determinadas bactérias muito bem no nariz de pacientes normais (*S. aureus,* estafilococo coagulase negativo, *Peptostreptococcus, Veillonella Propionibacterium acnes*). Por outro lado, pneumococos, *Haemophilus, Fusobacterium* e *Prevotella,* ainda que pertencendo à flora orofaríngea, raramente são encontrados no nível do nariz em pessoas saudáveis.

Quadro 4.3: Sinusite maxilar aguda: resultado das culturas bacteriológicas [34]

Cultura (N = 247)	Aspiração	Irrigação	Secreções nasais
Patógeno (Hi, Pn, Sp, Bc)	181	205	220
Flora normal	10	47	32
Negativo	56	0	0

Hi, Pn, Sp, Bc = *Haemophilus influenzae, Streptococcus pneumoniae, Streptococcus pyogenes, Branhamella catarrhalis.*

■ Comparação dos métodos

Durante uma intervenção cirúrgica nas crianças com sinusites crônicas, 3 coletas foram efetuadas: no nível do seio, do meato médio e da nasofaringe. Existe uma forte associação entre as bactérias encontradas no meato médio e nos seios maxilares (83%) ou etmoidais (80%). Em compensação, a correlação é fraca entre as culturas nasofaríngeas e os seios maxilares (45%) ou etmoidais (49%). Visto que os dois seios estavam acometidos, as bactérias foram encontradas nas duas coletas por punção [36]. Vários estudos confirmam a identidade das floras patógenas encontradas no meato médio no que diz respeito à punção sinusal [3].

No estudo das secreções de sinusites crônicas coletadas no meato médio sob endoscopia [12], 65 coletas foram realizadas paralelamente no meato e por uma punção. Em 48 casos (73,8%), encontramos os mesmos patógenos, em 5 casos um patógeno foi isolado do seio e não do meato (falso-negativo 10,4%), em 7 casos observamos o inverso (10,8%).

CRITÉRIOS QUE AUTORIZAM A REALIZAÇÃO DE UM EXAME BACTERIOLÓGICO

Vários trabalhos finlandeses relativamente antigos [27,32,34] destacaram o fato de que a purulência macroscópica, a presença de leucócitos ou de bactérias visíveis ao exame direto são bons elementos prognosticadores da presença de patógenos nas sinusites. Os parâmetros sanguíneos mostraram-se pouco úteis [13].

Ajuda do Laboratório de Bacteriologia no Diagnóstico...

■ Parâmetros sanguíneos

Em 82% das sinusites maxilares agudas, a CRP (< 20 mg/l), a VHS (< 10 mm/h) e a taxa de leucócitos no sangue (< 10 G/l) são normais. Em caso de CRP elevada (> 40 mg/l), o médico pode suspeitar de um pneumococo e/ou um estreptococo A. Quando a CRP é baixa, trata-se mais provavelmente de um *Haemophilus,* de uma *Branhamella* ou de um vírus [37].

■ Purulência macroscópica

Quando a aspiração é purulenta (80% das coletas), isolam-se *Haemophilus* (57%), pneumococo (29%), estreptococo A, *Branhamella* e anaeróbios (12%); as outras bactérias (13%) são encontradas em pouca quantidade (< 10^3 CFU/ml) e com mais freqüência associadas a um patógeno [27]. A ausência de cultura é rara (8%). Se considerarmos as coletas para as quais uma cultura é obtida, a purulência se observa em 100, 84, 75, 73, 68% dos casos, respectivamente, para os anaeróbios severos, o pneumococo, *Branhamella,* o estreptococo A e *Haemophilus influenzae* [27].

Na ausência de purulência, 50% dos isolados não se cultivam, não se isolam anaeróbios [27]. Os leucócitos são observados no exame direto em 20% dos casos e muitas vezes associados à presença de um patógeno [32]. Mas é sobretudo a presença de *Haemophilus influenzae* em 42% das coletas não-purulentas que não autoriza o biólogo a semear essas coletas [27].

■ Leucócitos no exame direto

Estima-se que 10^4 células/mm^3 correspondam a 14 neutrófilos polimorfonucleares por campo microscópico. A resposta pode ser feita de acordo com uma terminologia simplificada: PNN ausentes (< 1/campo, menos de 700/mm^3), raros (1 a 5/campo), numerosos (6-20/campo, > 3.600/mm^3) e muito numerosos (> 20/campo). Essa última situação se observa em 65% dos casos [11, 27].

Quando mais de 20 leucócitos/campo são observados, 10% das culturas são negativas e isolam-se os patógenos (Hi, Pn, Bc, Sp, anaeróbios) em importante quantidade (> 10^3 UFC/ml) em 64% a 79% dos casos [27]. Ao contrário (PNN < 20/campo), as culturas são negativas em 50% a 60% dos casos; não se isolam nem anaeróbios, nem *Branhamella* e estreptococo A, mas é possível isolar pneumococos (5%) ou *Haemophilus* (30% a 45%).

A presença de mais de 20 PNN/campo é então sugestiva de uma infecção dos seios; quando os PNN são pouco numerosos, a cultura deve ser feita para procurar pneumococo e *Haemophilus* [27].

■ Visualização dos patógenos no exame direto

O limiar de detecção após coloração de Gram é de 10^4 a 10^5 bactérias. Se considerarmos as culturas positivas no limiar de 10^3, um aspecto morfológico característico de um patógeno é observado em 89% dos casos [27]; havia em geral de 10^7 a 10^9 UFC/ml. Sempre é difícil interpretar uma coleta na qual o estafilococo é o único patógeno isolado; sua visualização ocorre junto com uma taxa elevada [27] e sua eventual responsabilidade na patologia.

■ Limiar de contagem bacteriana

O limiar de 10^3 parece empregado para eliminar rapidamente uma contaminação pela flora residente [5]. Para as espécies patógenas, tais como *Haemophilus* e pneumococo, sua única presença a 10^3 UFC/ml os torna patógenos. Para outras espécies, os limiares de 10^4 [4,14] e 10^5 são empregados [2,30] em particular para *S. aureus* nas sinusites crônicas. Segundo Jousimies-Somer [5], devem-se aceitar os anaeróbios no limiar de 10^2 UFC/ml, mas não levar em conta as propionibactérias; o *S. aureus* será considerado como patógeno, se for isolado somente em quantidade > 10^3 UFC/ml [5], lembrando que essa situação pode eventualmente se encontrar em um portador sadio. Um *swab* nasal simultâneo das floras nasais permitiria excluir essa hipótese.

Nos pacientes em ventilação mecânica [21], as bactérias isoladas são numerosas (> 10^3 UFC/ml) em 60% dos casos. Quando elas estão presentes em quantidade inferior, trata-se em todos os casos de pacientes que recebem antibioticoterapia por via endovenosa [21]. Os limiares diferentes se impõem então de acordo com as patologias.

Em um protocolo no qual um *swab* era realizado antes e depois de assepsia local, a coleta é interpretada se houver mais de 5 leucócitos por campo; um limiar de 10^3 UFC/ml é levado em consideração se a assepsia for eficaz; ele é levado a 10^4 se esta se mostrar ineficaz [21].

ESCORES, UMA AJUDA PARA A DECISÃO?

Nos parece que a purulência da coleta de acordo com uma escala dividida em quatro grupos; a presença possível de patógenos no exame direto e um limiar de 10^5 UFC/ml são elementos válidos para a tomada de decisões. Da mesma forma, poderíamos inventar um índice para classificar as bactérias em função de seu real poder patógeno nesse tipo de infecção (Quadro 4.4).

Quadro 4.4: Papel provável dos patógenos na sinusite documentada: propósito de escore

Critério	Probabilidade de ter um patógeno potencial
Streptococcus pneumoniae, Haemophilus influenzae, Branhamella catarrhalis	5 +
Streptococcus pyogenes	
Bacilo Gram-negativo aeróbio ou anaeróbio severo > 10^3 UFC	4 +
Anaeróbios Gram-positivos que não o *P. acnes* > 10^5 UFC	3 +
P. acnes > 10^6 UFC	2 +
S. aureus sozinho > 10^5 UFC	+
Estafilococo e corinebactéria	0 ou + se sozinho?

Um escore que reagrupa o conjunto dos dados citológicos e bacteriológicos seria desejável. Nenhum foi validado na literatura de nosso conhecimento.

CONCLUSÃO

Na ausência de recomendações ante às numerosas controvérsias relacionadas às sinusites, apenas emitimos uma opinião de especialista. Está claro que não é desejável puncionar todas as sinusites agudas. Essa técnica é reservada às situações particulares, aos pacientes debilitados. Na maioria dos casos, a coleta no meato médio parece contribuir. A assepsia prévia parece razoável, mesmo se a eficácia for parcial. A contaminação pela flora nasal residente pode ser suspeitada quando são isolados estafilococos coagulase negativos, corinebactérias e *Propionibacterium acnes,* que devem ser considerados como contaminantes. Deve ser realizado um exame bacteriológico durante uma infecção sinusal na presença de purulência microscópica e visualização dos patógenos no exame direto. O isolamento dos patógenos (pneumococo, *Haemophilus influenzae,* estreptococo A, *Branhamella catarrhalis* e anaeróbios Gram-negativos) é significativo no limiar de 10^3 UFC/ml até mesmo na ausência de limiar. Para os bacilos Gram-negativos, aero-anaeróbios facultativos, os anaeróbios Gram-positivos que não o *P. acnes*, os limiares parecem necessários (10^3, 10^4, 10^5 UFC/ml). Quanto mais eles são elevados, mais eles são prognosticadores mas menos sensíveis. O *S. aureus* isolado sozinho e em quantidade elevada (> 10^5 UFC/ml) constitui um problema. Um eventual transporte poderia ser eliminado em comparação com uma coleta por *swab* nasal das fossas nasais.

Bibliografia

[1] Poole MD. A focus on acute sinusitis in adults: changes in disease management. *Am J Med* 1999;*106 (suppl)*:S38-S47.
[2] Verschraegen G, Mione S. Difficulties in interpretation of culture results in sinusitis. *Rhinomogy* 1998;*36*:55-58.
[3] Axelsson A, Brorson JE. The correlation between bacteriological findings in the nose and maxillary sinus in acute maxillary sinusitis. 2003-2011.
[4] Wald ER. Microbiology of acute and chronic sinusitis in children and adults. *Am J Med Sciences* 1998;*316*:13-20.
[5] Jousimies-Somer H, Savolainen S, Yliloski J. Bacteriological findings of acute maxillary sinusitis in young adults. *J Clin Microbiol* 1988;*26*:1919-1925.
[6] Savolainen S, Jousimies-Somer H, Kleemola M, Yliloski J. Serological evidence of viral or Mycoplasma pneumoniae infection in acute maxillary sinusitis. *Eur J Clin Microbiol Infect Dis* 1989;*8*:131-135.
[7] Hamory BH, Sande MA, Sydnor A, Seale DL, Gwaltney JM. Etiology and antimicrobial therapy of acute maxillary sinusitis. *J Inf Dis* 1979;*139*:197-202.
[8] Scheld WM, Sydnor A, Farr B, Gratz JC, Gwaltney JM. Antimicrob. *Agents Chemother* 1986;*30*:350-353.
[9] Low DE, Desrosiers M *et al.* A practical guide for the diagnosis and treatment of acute sinusitis. *Cand Med Assoc J* 1997;*156, suppl*:S1-S14.
[10] Brook I. Bacteriologic features of chronic sinusitis in children. *JAMA* 1981;246:967-969.
[11] Jousimies-Somer H, Savolainen S, Yliloski J. Comparison of the nasal bacterial floras in two groups of healthy subjects and in patients with acute maxillary sinusitis. *J Clin Microbiol* 1989;*27*:2736-2741.
[12] Klossek JM, Dubreuil L, Richet H, Richet B, Beutter P. Bacteriology of chronic purulent secretions in chronic rhinosinusitis. *J Laryngol Otol* 1998;*112*:1162-1166.
[13] Van Cauwenberge PB, Ingels KJ, Bachert C, Wang Y. Microbiology of chronic sinusitis. *Acta Otorhinolaryngolica* Belgica 1997;*51*:239-246.
[14] Van Cauwenberghe P, Vander Mijnsbrugge AM, Ingels KJ. The microbiology of acute and chronic sinusitis and otitis media: a review. *Eur Acta Otolaryngol* 1993;*250*:S3-S6.
[15] Van Cauwenberghe P, Ingels K. Effetcs of viral and bacterial infection on nasal and sinus mucosa. *Acta Otolaryngol* 1996;*116*:316-321.
[16] Brook I. Microbiology and management of chronic maxillaty sinusitis. *Arch Otolaryngol Head Neck Surg* 1994;*20*:1317-1320.
[17] Ito K, Ito K, Mizuta K, Ogawa H, Suzuki Y, Miyata H, Kato N, Watanabe K, Ueno K. Bacteriology of chronic otitis mesdia, chronic sinusitis and paranasal mucopyocele in Japan. *Clin Inf Dis* 1995;*20 (suppl 2)*:5214-5219.

[18] Bert F, Lambert-Zechovsky N. Sinusitis in mechanically ventilated patients and its role in the pathogenesis of nosocomial pneumonia. *Eur J Clin Microbiol Inf Dis* 1996;*15*:533-544.

[19] Westergren V, Lundblad L, Henrik B, Hellquist B, Forsum U. Ventilator-associated sinusitis: a review. *Clin Inf Dis* 1998;*27*:851-854.

[20] Imamura R, Voegels R, Sperandio F, Sennzs UL, Silva R, Butugan O, Minute A. Microbiolgy of sinusitis in patients undergoiing bone marrow transplantation. *Otolaryngol Head Neck Surg* 1999;*120*:279-282.

[21] Rouby J, Laurent P, Gosnach M, Cambau E, Lamas G, Zouaoui A, Leguillou JK, Bodin L, Do Khac T, Marsault C, Poete P, Nicolas MH, Jarlier V, Viars P. Risk factors and clinical relevance of nosocomial maxillary sinusitis in the critically ill. *Am J Respir Crit Care Med* 1994;*150*:776-783.

[22] Bert F, Lambert-Zechovsky N. Microbiology of nosocomial sinusitis in intensive care unit patients. *J Infect* 1995;*31*:5-8.

[23] Klossek JM, Dubreuil L, Richet H, Richet B, Sedallian A, Beutter P. Bacteriology of the adult middle meatus. *J Laryngol Otol* 1996;*110*:847-849.

[24] Ylikoski J, Savolainen S, Jousimies-Somer H. Bacterial flora in the nasopharynx and nasal cavity of healthy young men. *ORL* 1989;*51*:50-55.

[25] Dubreuil L, Senneville E, Chidiac C, Houcke I, Ajana F, Bourez JM, Gérard Y, Valette M, Mouton Y. Comparaison de la flore endonasale des patients infectés ou non par le VIH. *Réunion Interdisciplinaire de Chimiothérapie Anti-Infectieuse* (RICAI), Paris, 1997, Abstract 196 P12.

[26] Björkvall T. Bacteriological examination in maxillary sinusitis. *Acta Otolaryngol* Stockholm, Saweden 1950; suppl S3:1.

[27] Jousimies-Somer H, Savolainen S, Ylikoski J. Macroscopic purulence, leucocyte counts and bacterial morphotypes in relation to culture findings for sinus secretions in acute maxillary sinusitis. *J Clin Microbiol* 1988;*26*:1926-1933.

[28] Carenfelt C, Lundberg C, Nord CE, Wretlind B. Bacteriology of maxillary sinusitis in relation to quality of the retained secretion. *Acta Otolaryngol* 1978;*86*:298-302.

[29] Chow AC, Hall CB, Klein JO, Kammer RB, Meyer RD, Remington JS. General guidelines for the evaluation of new anti-infective drug for the treatment of respiratory tract infections. *Clin Inf Dis* 1992;*15 (suppl 1)*:562-588.

[30] Gwaltney JM. Sinusitis. In: Mandell GJ, Bennett JB, Dolin K ed. *Principles and practise of infectious diseases*. 4th edition, Churchill Livingstone, New York: 585-591.

[31] Bridger RC. Sinusitis an improved regim of investigation for the clinical laboratory. *J Clin Pathol* 1980;*33*:276-281.

[32] Savolainen S, Yllikoski J, Jousimies-Somer H. Differential diagnosis of purulent and non-purulent acute maxillary sinusitis in young adults. *Rhinol* 1989;*27*:53-61.

[33] Kaiser L. Sinusite aiguë et antibiothérapie: revue critique. *Med Hyg* 1997;*55*:871-874.

[34] Savolainen S, Yloski J, Jousimies-Somer H. Predictive value of nasal bacterial culture for etiological agents in acute maxillary sinusitis. *Rhinology* 1987;*25*:4955.

[35] Talbot G, Kennedy D, Scheld M, Zagam K. *Utility of sinus endoscopy versus aspiration for microbiologic documentation of acute maxillary sinusitis*. ICCAC, 1995.

[36] Orabello PW, Park RI, Belcher LJ, Lederman HM, Banks JR, Modlin JF, Naclerio RM. Microbiology of chronic sinusitis in children. *Arch Otolaryngol Head Neck Surg* 1991;*117*:980-983.

[37] Savolainen S, Jousimies-Somer H, Karjalainen J, Yliloski J. Do simple laboratory tests help in etiologic diagnosis in acute maxillary sinusitis. *Acta otolaryngol (Stockh)* 1997;*suppl 529*:144-147.

5

EXAMES DE IMAGEM EM RINOSSINUSITES

J.-C. FERRIÉ, R. PEYNEGRE

Em patologia nasossinusal inflamatória ou infecciosa, a apresentação e a evolução clínica da doença condicionam o recurso à aquisição de imagem. A exploração radiológica em geral será efetuada no decorrer de um exame clínico e rinoscópico e como um complemento.

As técnicas de exploração radiográfica evoluíram em razão de progressos tecnológicos. A aquisição de imagem em cortes (tomografia computadorizada e ressonância magnética) ocupa um lugar preponderante na exploração dos processos patológicos [1,2]. Complementar à exploração endoscópica, ela substitui geralmente as radiografias simples e substituiu as politomografias [3].

De maneira conjunta, o desenvolvimento de endoscopia nasossinusal e da cirurgia funcional endonasal modificou o exame das rinossinusites. Por isso, as informações investigadas graças à aquisição de imagem dizem respeito mais à morfologia nasossinusal e à extensão lesional que à natureza dos processos.

O papel dos exames de imagem na exploração das rinossinusites continua preponderante. Convém definir, segundo a situação clínica, a modalidade de exame de imagem mais adaptada.

TÉCNICAS DE EXPLORAÇÃO

■ O que sobra das radiografias simples?

O papel das radiografias simples diminui graças ao desenvolvimento da endoscopia endonasal, que permite uma análise mais precisa do estado da mucosa e dos óstios sinusais. A aquisição de imagem em cortes (TC e RM) substituiu totalmente as antigas politomografias.

Qualquer que seja a técnica utilizada (radiografia convencional ou seriada), três incidências padrões continuam úteis: a parte alta da face (frontonaso), o Blondeau (nasomento) e a panorâmica dentária. O Blondeau avalia de maneira grosseira a presença de lesões mono ou plurissinusais, bem como o caráter uni ou bilateral; permite também colocar em evidência eventuais corpos estranhos no seio maxilar. A incidência na parte alta da face isola o seio frontal e oferece uma melhor análise dele. A panorâmica dentária coloca em evidência os focos dos ápices dentários e analisa as relações dos dentes maxilares com o seio maxilar.

Os problemas de interpretação continuam numerosos, em razão do desenvolvimento variável das cavidades sinusais. A sobreposição das estruturas cria falsas imagens e conduz a falsos positivos. Uma análise correta do etmóide é impossível e a extensão das lesões mucosas é muitas vezes subestimada. A própria análise das paredes ósseas é imprecisa. Essas incidências padrões são, desta forma, insuficientes se uma participação etmoidal ou esfenoidal foi suspeitada clinicamente. Quando um procedimento cirúrgico é considerado, um estudo preciso da extensão da lesão e da anatomia individual nasossinusal é impossível nas radiografias simples.

■ Como otimizar a TC?

Essa técnica propiciou a outros progressos tecnológicos (aquisição helicoidal ou espiralada), que permitem uma redução do tempo de exame e das reconstruções computadorizadas em todos os planos de espaço [4]. Ela permite um estudo da mucosa e do conteúdo sinusal, uma análise detalhada do etmóide e da estrutura óssea sinusal e a visualização das partes moles perissinusais. Desempenha um papel preponderante nas indicações de exames de imagem, substituindo a radiografia simples nas indicações de cirurgia endoscópica endonasal e o *check-up* de uma rinossinusite complicada. É indispensável para o estudo morfológico e da lesão antes de cirurgia endoscópica. A TC acompanha o cirurgião no momento de uma intervenção; a cirurgia assistida permite uma localização constante, em tempo real e de acordo com três planos do espaço em relação aos dados tomográficos [5].

A incidência coronal realizada em um plano perpendicular no palato ósseo permite um estudo detalhado do seio frontal, do recesso alveolar maxilar, das paredes superiores e laterais do etmóide e dos elementos anatômicos que constituem o complexo osteomeatal (Figura 5.1). O estudo começa no seio frontal e vai até o seio esfenoidal, que são analisados na totalidade.

A incidência axial, paralela ao palato ósseo, é complementar. Ela estuda o labirinto etmoidal e o seio esfenoidal e analisa as relações com a órbita, o nervo óptico, os espaços profundos da face e as carótidas internas (Figura 5.2). A exploração deve também permitir o estudo das relações entre as raízes dentárias e o recesso alveolar maxilar; portanto, cortes no nível da arcada alveolar são indispensáveis.

A fim de reduzir as doses de irradiação, determinadas equipes realizam apenas cortes em incidência coronal. Um estudo de acordo com dois planos de incidência é, na nossa opinião, necessário antes de uma cirurgia endonasal sob orientação endoscópica e para explorar uma sinusite complicada. A aquisição pode ser direta (necessidade de uma hiperextensão cervical para a realização de cortes coronais) ou por reconstrução computadorizada a partir da aquisição coronal.

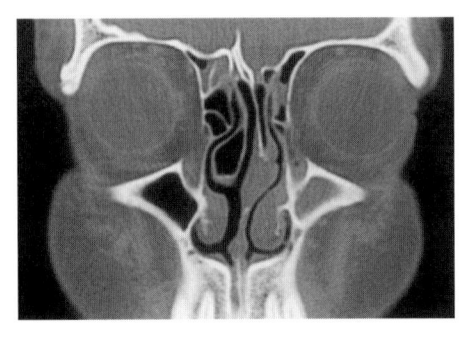

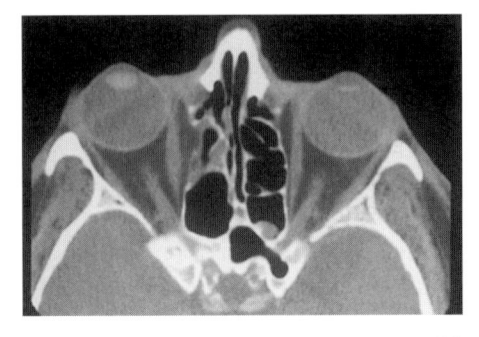

5.1   5.2

Figuras 5.1 e 5.2: Estudo com TC. A incidência coronal (Figura 5.1) permite o estudo das relações com a órbita e o encéfalo. Ela aprecia a pneumatização etmoidal e suas variações (tetos etmoidais). Visualiza a morfologia das fossas nasais e dos meatos médios (pneumatização do corneto médio, desvio septal). A incidência axial (Figura 5.2) analisa as relações do etmóide posterior e do seio esfenoidal com os nervos óticos e as carótidas internas. Coloca em evidência as deiscências da parede etmoidal (parede lateral esquerda).

Somente as aquisições helicoidais (aquisição de um volume de dados informatizado, que pode ser secundariamente reconstruído em todos os planos do espaço) permitem reconstruções de qualidade. As técnicas de aquisição helicoidal são imperativas, se reconstruções específicas forem necessárias para estudar o feto frontoetmoidal (reconstrução sagital), o recesso frontal (reconstrução no plano do canal nasofrontal) ou para integrar os dados em um protocolo de cirurgia assistida por computador [6]. Esse tipo de aquisição permite ainda a limpeza dos artefatos de origem dentária e oferece um melhor conforto ao paciente; entretanto, a resolução anatômica das imagens ainda não se iguala àquela obtida por aquisição direta [7].

Os cortes são finos (2 a 3 mm de espessura) todos 4 a 5 mm. O campo de exploração é focalizado e adaptado ao maciço facial. A resolução espacial e a análise das estruturas ósseas são privilegiadas na exploração das rinossinusites crônicas. As imagens são então apresentadas com uma janela de largura de 3.000 UH (Unidade Hounsfield) e de nível de aproximadamente 300 UH. Nesse nível de janela, as diferenças de contraste entre os tecidos moles são muito fracas para uma identificação tecidual precisa. É possível, se necessário, reconstruir esses cortes com um filtro adaptado ao estudo das partes moles e modificar as janelas de análise.

A injeção por via endovenosa de produto de contraste iodado hidrossolúvel não é necessária. Ela tem a finalidade de melhorar o contraste tecidual para buscar uma complicação. Da mesma forma para o *check-up* das rinossinusites complicadas, o estudo conjunto das partes moles e das estruturas ósseas é sistemático.

Exceto em casos de urgência, a exploração é realizada à distância dos episódios de infecção secundária, depois tratamento médico de prova. Ela pode ser precedida de manchas de secreções ou de uma instilação de vasoconstritores locais, a fim de otimizar a análise da mucosa.

■ A RM é útil?

A RM permite um estudo em múltiplos planos e melhora o contraste tecidual, graças ao seu caráter multiparamétrico. Em função dos parâmetros de aquisição, o sinal e o contraste tecidual variam, trazendo informações complementares sobre o conteúdo sinusal e sobretudo a difusão extra-sinusal dos processos patológicos. Esse estudo-conjunto das cavidades nasossinusais, dos espaços profundos da face, da órbita e das estruturas neuromeníngeas é particularmente útil para a pesquisa das complicações infecciosas e a análise das extensões tumorais.

Para a avaliação das rinossinusites não-complicadas, ela é inadequada [8]. De fato, o ar e as finas estruturas ósseas não têm sinal na RM. Uma detecção e um balizamento anatômico pré-cirúrgico são desta forma impossíveis. As variações de sinal das retenções sinusais crônicas podem também conduzir a erros de diagnóstico. O sinal das retenções é função do grau de hidratação e de sua concentração protéica; nas retenções antigas, ele pode simular uma cavidade normalmente aerada (hipossinal ou ausência de sinal em ponderação T1 e T2). Esses limites, como um custo mais elevado, fazem da RM uma exploração de pouca utilidade no *check-up* das rinossinusites não-complicadas.

Para pesquisar uma complicação infecciosa orbitária ou meningoencefalite, ela pode substituir a TC. A exploração realizada em cortes finos (3 ou 5 mm) compreende: seqüências ponderadas em T1 e seqüências ponderadas em T2. A utilização por via intravenosa de produto de contraste paramagnético (quelado de gadolínio) e o apagamento do sinal da gordura nas seqüências ponderadas em T1 melhoram o contraste tecidual. O estudo é efetuado nos planos axial, coronal e sagital. As informações fornecidas pelas diferentes seqüências permitem dissociar a hipertrofia da mucosa das retenções sinusais, analisar a difusão lesional extra-sinusal e apreciar as relações neuromeníngeas e orbitárias.

RINOSSINUSITES AGUDAS E SUBAGUDAS

Quando se trata da infecção secundária bacteriana de uma rinossinusite viral banal ou de uma rinossinusite crônica, os dados clínicos são em geral suficientes para o diagnóstico. O recurso à aquisição de imagem pode se justificar quando o diagnóstico clínico é incompleto ou duvidoso como em determinadas circunstâncias.

■ A sinusite bloqueada

A congestão mucosa favorece a retenção das secreções por bloqueio dos óstios e gera uma hiperpressão sinusal. Uma drenagem sinusal maxilar ou frontal pode ser necessária nesse tipo de sinusite hiperálgica. A aquisição de imagem se revela interessante, não para fazer o diagnóstico, mas para avaliar o desenvolvimento sinusal e localizar as paredes sinusais antes da punção (incidência de Blondeau para o seio maxilar, incidência dita de face alta para o seio frontal).

■ A sinusite maxilar

A incidência de Blondeau confirma a doença sinusal e coloca em evidência eventuais corpos estranhos intra-sinusais. Em um contexto de sinusite maxilar crônica, a panorâmica dentária é a incidência mais informativa para pesquisar uma origem dentária e deve ser sistematicamente associada.

■ As sinusites frontais e esfenoidais

O diagnóstico clínico é mais difícil nessas sinusites que, por ordem de sua situação, podem estar associadas a complicações orbitárias e neuromeníngeas. De análise difícil sobre as incidências padrões (esfenóide), o recurso à TC é necessário em caso de apresentação clínica atípica. A aquisição de imagem permite precisar a doença sinusal e pesquisar uma complicação.

■ A sinusite da criança

Os dados clínicos são primordiais e o recurso aos exames de imagem devem ser limitados. Em razão das variações induzidas pelo crescimento sinusal, a análise é difícil sobre as incidências padrões; além disso, opacidades sinusais são freqüentemente encontradas nas crianças assintomáticas. Na etmoidite do recém-nascido, somente a TC permite uma análise precisa da doença etmoidal e a pesquisa de uma difusão orbitária. No caso em que um gesto cirúrgico é considerado antes de uma difusão do processo infeccioso à órbita, a TC deve ser sistemática antes da realização do procedimento cirúrgico.

RINOSSINUSITES CRÔNICAS

A ausência de melhora clínica ou a repetição dos episódios agudos necessitam de uma avaliação mais avançada associando uma anamnese clínica, um exame endoscópico completo e uma exploração com TC nasossinusal. A endoscopia aprecia o estado da mucosa, o caráter uni ou bilateral da doença e o aspecto dos meatos, orientando para a topografia da doença. A TC realizada à distância dos episódios de infecção e depois de um tratamento médico de prova completa o *check-up* lesional e realiza um estudo morfológico das cavidades nasossinusais [9].

■ Avaliação da lesão

O que esperar da TC?

O estudo da lesão comporta um estudo da mucosa e do conteúdo sinusal, sendo necessário para:

- diferenciar, quando a clínica é duvidosa, as doenças crônicas sem anomalia tomográfica sinusal (rinites crônicas), as rinossinusites crônicas ou um acúmulo sinusal e espessamento mucoso são colocados em evidência;
- apreciar a extensão das lesões, em particular a etmoidal, e dissociar as doenças difusas não-sistematizadas (etmoidite edematosa, polipose nasossinusal) das formas localizadas (monossinusal ou etmoidomaxilar);
- nas formas unilaterais ou monossinusais, buscar um fator favorável local (dentário ou obstáculo ao nível do óstio) e eventualmente fazer, depois de uma análise do complexo osteomeatal médio, uma indicação de cirurgia funcional.

O que mostra a TC?

As lesões nasossinusais crônicas se traduzem sob forma de espessamentos da mucosa e de efusão líquida. Entretanto, as diferenças de contraste entre os tecidos moles são muito pequenas para uma identificação precisa dos reparos edematosos ou inflamatórios da mucosa, dos pólipos e dos fenômenos retencionais associados. No nível das fossas nasais, uma análise crítica das opacidades é necessária, em razão da interferência do ciclo nasal sobre o aspecto da mucosa.

A análise topográfica permite entretanto dissociar (Figuras 5.3 e 5.4):

- as formas difusas com participação etmoidal apontam para uma patologia da mucosa alérgica ou sobretudo inflamatória, na qual a polipose nasossinusal é o exemplo mais corrente. Aqui, as anomalias afetam também as regiões meatais médias e superiores e as fendas olfativas;
- as formas localizadas no complexo sinusal anterior ou monossinusais que manifestam uma doença da via de drenagem, o que explica a sistematização encontrada. Elas são bastante favoráveis a uma sinusite purulenta; por isso convém determinar o caráter acidental, recidivante ou crônico.

Hiperdensidades e modificações das paredes ósseas podem estar associadas. As hiperdensidades são em relação, seja com calcificações, seja com a presença de massa relacionados a prévia obturação de canal. Essencialmente encontradas no nível maxilar, elas incitam a buscar uma aspergilose sinusal, ainda que também sejam observadas nas sinusites crônicas não-micóticas [10] (Figura 5.5). No nível etmoidal, essas calcificações são mais incomuns e devem sistematicamente fazer procurar uma osteólise e, assim, um processo tumoral.

As modificações ósseas associam um espessamento e uma condensação das paredes sinusais que traduzem o caráter crônico da inflamação. Um aspecto edematoso das paredes orienta para uma retenção do conteúdo sinusal e uma patologia ostial. Deiscências espontâneas das paredes etmoidais podem ser observadas (Figura 5.2); entretanto, a descoberta de uma osteólise em um contexto infeccioso ou inflamatório é atípica, ela deve buscar um processo agressi-

5.3　　　　　　　　　　　　　　　　　　　　　　　　　　　　　　　　　　5.4

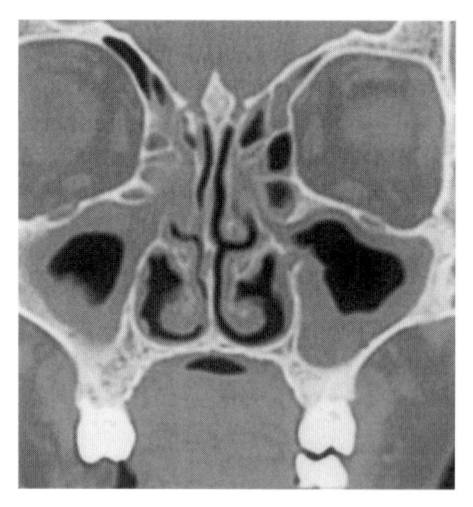

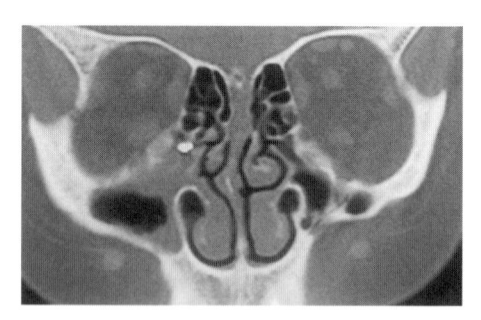

Figuras 5.3 e 5.4: Exame tomográfico da lesão. A aquisição de imagem completa o estudo endoscópico da mucosa, ela permite diferenciar as doenças difusas com participação etmoidal (Figura 5.3) das doenças monossinusais com impermeabilidade ostial (Figura 5.4 – corpo estranho na frente do óstio maxilar).

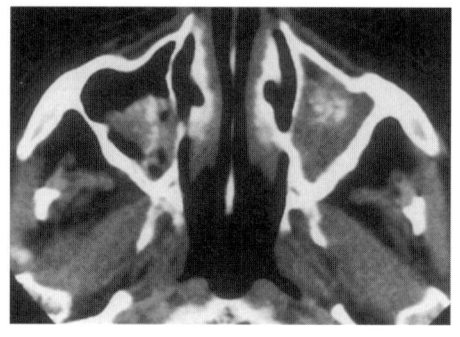

Figura 5.5: Aspergilose maxilar. Acúmulo sinusal maxilar heterogêneo com hiperdensidades espontâneas em relação a um acúmulo aspergilar bilateral (corte TDM transverso).

vo (aspergilose invasiva), uma complicação infecciosa, um granulomatose (Figura 5.6) ou um tumor.

A análise dos recessos alveolares e das regiões ostiais é sistemática nas doenças localizadas em um único seio (Figuras 5.7, 5.8 e 5.9). No nível maxilar, a busca de um granuloma apical ou de uma fístula bucossinusal pode necessitar de um estudo complementar para cortes milimétricos transversos. Da mesma forma, reconstruções frontais oblíquas ou sagitais podem ser necessárias para liberar o óstio esfenoidal ou o canal nasofrontal; elas necessitam, entretanto, de uma aquisição helicoidal (Figuras 5.10 e 5.11).

■ Estudo morfológico

É necessário para:
- visualizar os elementos anatômicos que servem de reparos endoscópicos na cirurgia endonasal;

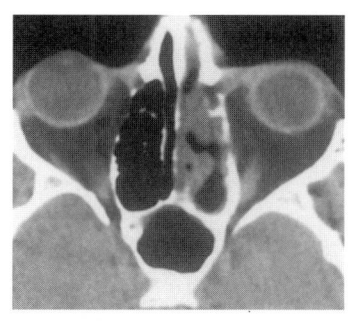

EXAMES DE IMAGEM EM RINOSSINUSITES

5.6 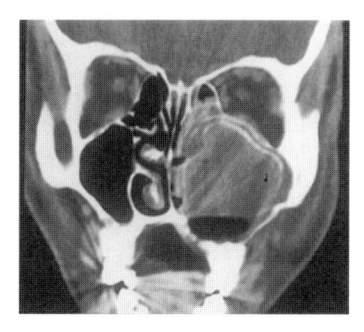   5.7

Figura 5.6: Doença de Wegener. Espessamentos mucosos irregulares etmoidais com lise das divisões ósseas e retoques líticos da lâmina perpendicular e da parede etmoidal lateral (corte TC transverso).
Figura 5.7: Relações dente-seio maxilar. Cisto volumoso radiculodentário invadindo o seio maxilar (Figura 5.7 – corte TC frontal).

- analisar as zonas cirúrgicas de risco e descobrir as variações morfológicas que podem ser fonte de dificuldades operatórias.

■ Como visualizar os pontos de reparo anatômico antes da cirurgia?

O estudo coronal permite a análise do conduto lacrimonasal, do canal nasofrontal, do corneto médio e de sua raiz de inserção no teto frontoetmoidal, do óstio maxilar e de suas relações com o assoalho orbitário, do teto etmoidal e das paredes etmoidais laterais. A visualização do processo unciforme, da bolha etmoidal e do corneto médio torna possível a identificação do meato médio e dos eixos de drenagem frontoetmoidal e maxilares [11] (Figura 5.1).

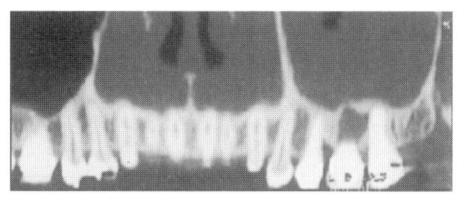

5.8

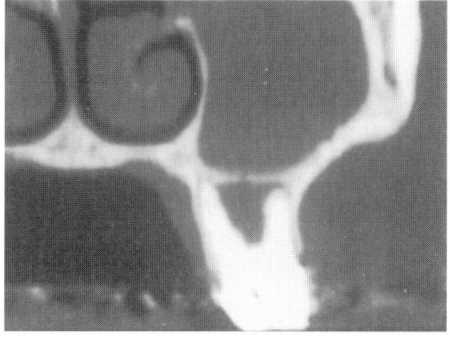

5.9

Figuras 5.8 e 5.9: Sinusite maxilar de origem dentária. As reconstruções de tipo panorâmica dentária e localizadas sobre os ápices dentários objetivam a visualização de granuloma apical e falha óssea anterior (Figuras 5.8 e 5.9 – reconstruções).

5.10   5.11

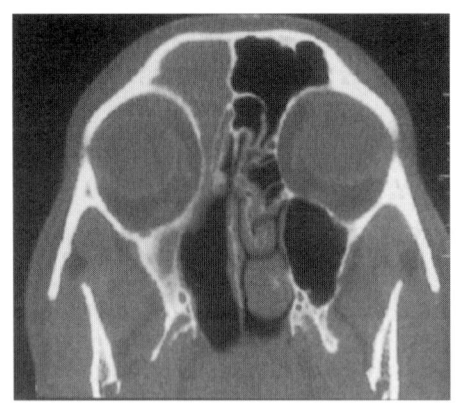

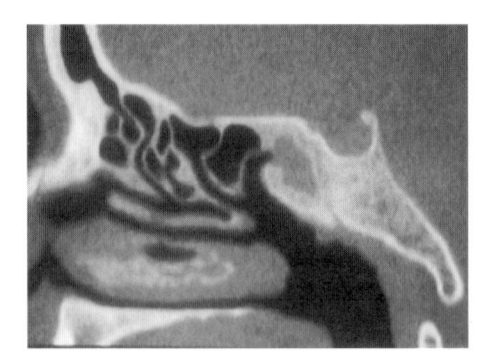

Figuras 5.10 e 5.11: Aquisição helicoidal e reconstrução sagital. Sinusite frontal por sinéquia pós-operatória na frente do recesso frontal (Figura 5.10 – reconstrução frontal oblíqua no eixo do canal nasofrontal). Sinusite esfenoidal com óstio permeável (Figura 5.11 – reconstrução sagital).

A análise axial, complementar, permite o estudo das paredes maxilares e frontais, das paredes etmoidais laterais, da junção estenoedmoidal e do óstio esfenoidal. Ela visualiza as relações sinusais com os nervos óticos, as carótidas internas, a órbita e a fossa infratemporal. A identificação da raiz seccionada do corneto médio sobre os cortes transversos permite sistematizar as lesões (Figura 5.2).

■ Quais são as variações anatômicas a serem pesquisadas?

O estudo da parede etmoidal lateral permite identificar a presença de deiscências ósseas (Figura 5.2). Estas podem ser espontâneas, induzidas por determinados processos patológicos (polipose nasossinusal, mucocele) ou seqüelas de traumatismos negligenciados. Seu não-reconhecimento expõe aos riscos de traumatismo orbitário [12].

O teto frontoetmoidal e a raiz de inserção do corneto médio são duas balizas fundamentais na cirurgia endoscópica. As variações de altura do teto ocorrem em função da pneumatização etmoidal, e as assimetrias entre as duas massas laterais são freqüentes (Figura 5.1). Da mesma forma, se a altura do teto frontoetmoidal diminui regularmente da frente para trás, desarmonias até mesmo deiscências podem ser colocadas em evidência sobre os cortes frontais ou as reconstruções sagitais.

A deiscência da carótida interna ou do nervo ótico na cavidade esfenoidal constitui um dos maiores riscos do teto frontoetmoidal. Ela pode se associar a um aspecto muito fino, até mesmo deiscente das paredes ósseas. Em função do desenvolvimento etmoidal ou da presença de processo patológico (mucocele), as relações do nervo ótico podem também dizer respeito à parede lateral etmoidal posterior, em especial no nível da célula pré-esfenoidal.

A região do meato médio é freqüentemente sede de variações morfológicas (Figura 5.1). Elas foram incriminadas como podendo favorecer a cronicidade de lesões mucosas. De fato, admite-se que a cronicidade das lesões inflamatórias da mucosa sinusal apresenta uma origem multifatorial. Essas variações são encontradas, com freqüências similares, nas populações sintomáticas e saudáveis. Elas dizem respeito às fossas nasais (desvio e esporão septal), corneto médio (paradoxal ou sem pneumatização) ou o desenvolvimento dos elementos celulares etmoidais anteriores (pneumatização do unciforme, hipertrofia do *agger nasi* ou da bolha etmoidal e célula suborbitária de Haller). Seu conhecimento apresenta, entretanto, interesse porque elas podem atrapalhar a realização de um gesto cirúrgico endoscópico ou favorecer depois de meatotomia média o aparecimento de sinéquias.

SINUSITES COMPLICADAS

A difusão extra-sinusal de um processo infeccioso sinusal pode gerar complicações locorregionais ou gerais. Qualquer que seja o mecanismo de propagação (doença de contigüidade nas estruturas ósseas ou difusão pela rede venosa locorregional ou por via hematogênica), elas necessitam de um exame rápido. Suspeitadas clinicamente, sua colocação em evidência e sua importância são apreciadas pelos exames de imagem. A solicitação de TC ou RM será em função da complicação.

■ Complicações orbitárias

O exame de imagem terá por objetivo dissociar as doenças pré-septais puras (celulite palpebral, dacriocistite) e aquelas que dizem respeito às estruturas retro-orbitárias (abscesso subperiosteal, celulite orbitária, trombose venosa) podendo incitar o prognóstico funcional (Figuras 5.12 e 5.13).

A TC de urgência e com injeção de contraste iodado objetiva, além do acúmulo etmoidal ou plurissinusal, o grau de infiltração da gordura periorbitária [13]. A gravidade é considerada sobre:

- a existência de uma celulite orbitária com hiperdensidade heterogênea da gordura retro-orbitária;
- a presença de uma coleção palpebral ou subperiosteal;
- uma osteólise lacrimal ou da parede etmoidal;
- o grau de infiltração e de retenção das estruturas musculoaponeuróticas e exoftalmia;
- a dilatação das veias oftálmicas.

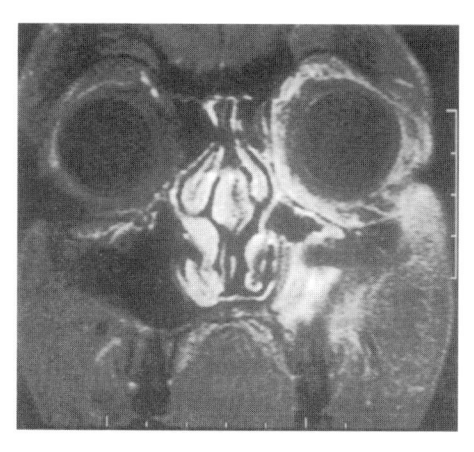

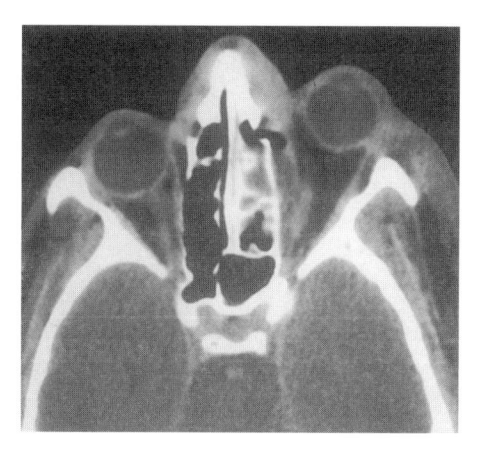

5.12

5.13

Figuras 5.12 e 5.13: Complicações orbitárias. Etmoidite com celulite orbitária (Figura 5.12 – corte RM coronal T1 com gadolínio e supressão do sinal de gordura). Etmoidite com lise óssea e abscesso subperiosteal (Figura 5.13 – corte TC axial com contraste iodado).

A injeção de contraste iodado, sistemática, coloca em evidência a trombose das veias oftálmicas e do seio cavernoso sob a forma de dilatação e de hipodensidade vascular persistente, apesar da injeção de produto de contraste.

■ Complicações meningoencefalíticas

Secundária a uma sinusite etmoidoesfenoidal ou frontal, a difusão pode ser direta através de uma osteíte associada, ou pelo intermédio de anastomoses com a rede venosa da dura-máter (Figuras 5.14 e 5.15).

A TC é o exame mais acessível no quadro de urgência para objetivar os abscessos pericerebrais e intracerebrais sob a forma de coleções, em que os limites são sublinhados pela injeção iodada.

A RM é, entretanto, mais sensível para pesquisar essas complicações [14]. Ela permite colocar em evidência espessamentos e aumentos meníngeos localizados (paquimeningite), dissociar as coleções peri e subdurais, bem como descobrir as lesões pré-supurativas encefálicas sob a forma de um aumento localizado após injeção de gadolínio e de um hipersinal T2 mal limitado. Ela permite, por outro lado, uma análise mais precisa dos seios cavernosos (seqüência de ângio-RM).

■ Complicações ósseas

Um espessamento e uma condensação óssea são de constatação corrente nas sinusites crônicas ou micóticas maxilares. Eles traduzem uma reação inflamatória do osso ao contato de um foco infeccioso crônico.

Nas osteólises deve-se pesquisar antes de tudo um tumor ou uma osteíte. No nível frontal, a TC apreciará o estado da parede óssea, a presença de uma coleção subperióstica e uma eventual difusão no plano cutâneo, marcando a fistulização.

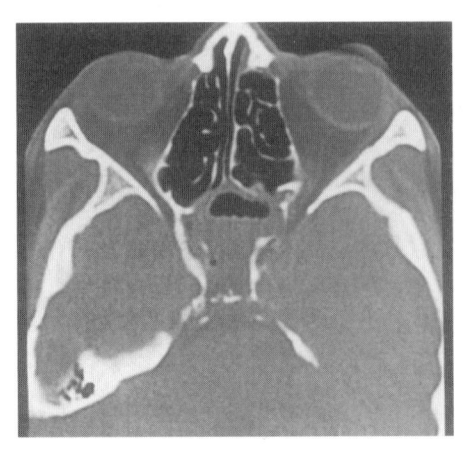

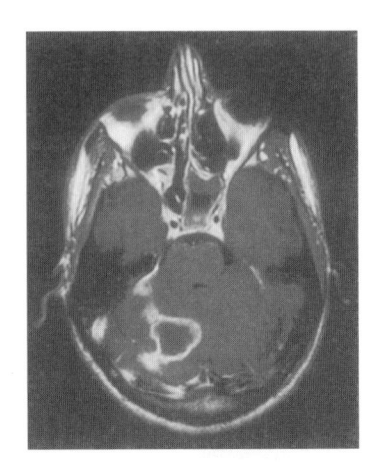

5.14   5.15

Figuras 5.14 e 5.15: Complicações neuromeníngeas. Esfenoidite com retenção e osteólise parietal (Figura 5.14 – corte TC transverso). Esfenoidite com paquimeningite e abscesso subdural (Figura 5.15 – corte RM transverso em T1 com gadolínio).

▪ Mucoceles

Essa forma particular de inflamação de evolução pseudotumoral resulta da persistência de uma atividade secretória no seio de uma cavidade, na qual o óstio não é mais permeável e a mucosa é sede de uma inflamação crônica. De crescimento lento, ela retém e solta as paredes ósseas (Figura 5.16).

A TC é indispensável para localizá-la com precisão e apreciar a possibilidade de marsupialização por via endonasal. A mucocele se apresenta sob a forma de uma lesão de contorno regular laminando as paredes ósseas adjacentes e onde o caráter hipo ou hiperdenso na TC é variável segundo o grau de hidratação de seu conteúdo. Na ausência de infecção secundária, suas densidades não são modificadas pela injeção de produto de contraste.

A RM é sobretudo interessante para avaliar a presença de uma reação meníngea adjacente nas formas volumosas justa-encefálicas associadas a uma lise óssea do estágio anterior da base do crânio [15]. A evolução do sinal do conteúdo da mucocele é variável de acordo com as seqüências e função do grau de hidratação e do conteúdo protéico do seu conteúdo (Figura 5.17).

AJUDA NA CIRURGIA ASSISTIDA POR COMPUTADOR

Dois tipos de sistema de navegação são atualmente disponíveis: um utiliza tecnologia eletromagnética, o outro um sistema de localização infravermelho. Os dois necessitam da realização de uma TC pré-operatória segundo uma técnica helicoidal, a fim de permitir reconstruções 3D.

No caso do sistema eletromagnético, durante a realização do protocolo pré-operatório, o paciente usa um "capacete", que serve de sistema de localização, no qual são incluídos os pontos de reparo. Esse mesmo capacete é colocado em uma posição idêntica no momento da intervenção. Um modelo matemático permite verificar a melhor posição do capacete. Um cam-

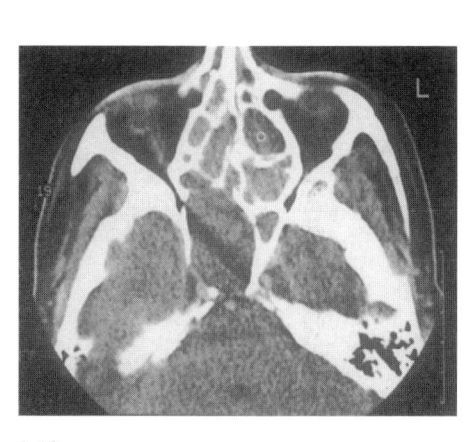

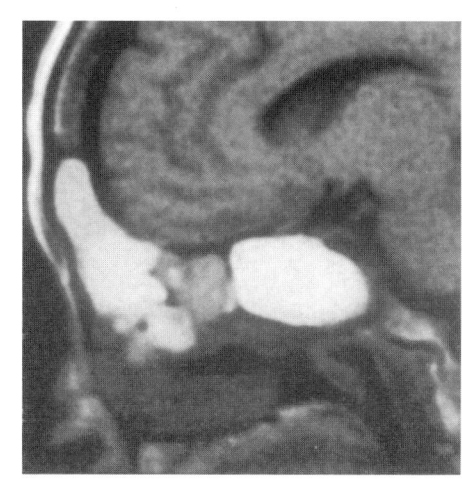

5.16   5.17

Figuras 5.16 e 5.17: Mucocele. Mucoceles volumosas frontoetmoidoesfenoidais com deformações sinusais e aspecto laminado das paredes esfenoidais (Figura 5.16 – corte TC axial). As relações com a base do crânio e o encéfalo são analisadas pela RM (Figura 5.17 – corte RM sagital T1).

po eletromagnético é induzido em uma esfera de 10 cm de diâmetro englobando a face. Um captador permite situar constantemente a posição da extremidade da sonda ou do instrumento. O computador localiza constantemente essa extremidade nos três planos do espaço em relação às imagens das paredes ósseas projetadas sobre o monitor.

No sistema de localização infravermelho, uma TC pré-operatória permite a realização de uma "máscara" em 3D sobre a qual serão escolhidos pontos de localização virtuais superficiais, que serão depois colocados em correspondência com os pontos reais sobre o paciente no início da intervenção. Graças a um programa de informática, as coordenadas do instrumento são localizadas sobre as imagens tomográficas. A posição do instrumento é desta vez determinada por "triangulação" em relação à posição de diodos fixados sobre um "capacete" que fica em uma posição fixa sobre o paciente no momento da intervenção.

A precisão parece idêntica com as duas técnicas, em torno de milímetros.

Essas técnicas permitem aumentar a confiança do gesto cirúrgico, afinando a precisão, e são particularmente úteis em caso de retomada cirúrgica quando os reparos habituais desapareceram. Elas são igualmente preciosas em caso de lesões que se estendem no nível da base do crânio ou quando traumatismos anteriores desorganizaram a arquitetura da base do crânio ou da órbita.

CONCLUSÃO

Em conclusão, os exames de imagem se tornaram uma ferramenta complementar indispensável em determinadas formas de rinossinusites. Ela não substitui a clínica nem o exame endoscópico, aos quais a interpretação das imagens deve sempre ser correlacionada. A aquisição de imagem é sobretudo contributiva, não por trazer diagnósticos, mas por apreciar a extensão das lesões e a morfologia sinusal individual. A tomografia é o principal exame de imagem no quadro das rinossinusites, mas o recurso à RM é, às vezes, necessário desde que as lesões se difundem para a base do crânio ou para os elementos neuromeníngeos. Critérios de realização precisa devem, entretanto, ser seguidos para que a contribuição dos exames de imagem seja favorável.

Bibliografia

[1] Ferrie JC, Vandermarcq P, Azais O, Klossek JM, Drouineau J. Hight-resolution CT: pre-operative assessment of chronic and recurent rhinosinusitis. *Eur J Radiol* 1993;*3*:150-155.
[2] Bourjat P. Les rhinosinusites. In: Bourjat P, Veillon F ed. *Imagerie radiologique tête et cou.* Vigot éditions, Paris, 1995:193-206.
[3] Klossek JM, Ferrie JC. Radiology and pathologies of the paranasal cavities. *Rev Laryngol Otol Rhinol* (Bord) 1999;*120*(3):167-172.
[4] Klevansky A. The efficacy of multiplanar reconstructions of helical CT of the paranasal sinuses. *AJR Am J Roentgenol* 1999;*173*(2):493-495.
[5] Neumann AM Jr, Pasquale-Niebles K, Bhuta T, Sillers MJ. Image-guided transnasal endoscopic surgery of the paranasal sinuses and anterior skull base. *Am J Rhinol* 1999;*13*:449-454.
[6] Reinhardt H, Trippel M, Westermann B, Gratzl O. Computer aided surgery with special focus on neuronavigation. *Comput Med Imaging Graph* 1999;*23*:237-244.
[7] Bernhardt TM, Rapp-Bernhardt U, Fessel A, Ludwig K, Reichel G, Grote R. CT scanning of the paranasal sinuses: axial helical CT with reconstruction in the coronal direction versus coronal helical. *Br J Radiol* 1998;*71*:846-851.

[8] Hahnel S, Ertl-Wagner B, Tasman AJ, Forsting M, Jansen O. Relative value of MR imaging as compared with CT in the diagnosis of inflammatory paranasal sinus disease. *Radiology* 1999;*210*:171-176.
[9] Rao VM, el-Noueam KI. Sinonasal imaging. Anatomy and pathology. *Radiol Clin North Am* 1998:921-939.
[10] Yoon JH, Na DG, Byun HS, Koh YH, Chung SK, Dong HJ. Calcification in chronic maxillary sinusitis: comparison of CT findings with histopathologic results. *AJNR Am J Neuroradiol* 1999;*20*:571-574.
[11] Zinreich SJ. Functional anatomy and computed tomography imaging of the paranasal sinuses. *Am J Med Sci* 1998;*316*:2-12.
[12] Meyers RM, Valvassori G. Interpretation of anatomic variations of computed tomography scans of the sinuses: a surgeon's perspective. *Laryngoscope* 1998;*108*:422-425.
[13] Curtin HD, Rabinov JD. Extension to the orbit from paraorbital disease. The sinuses. *Radiol Clin North Am* 1998;*36*:1201-1213.
[14] Gallagher RM, Gross CW, Phillips CD. Suppurative intracranial complications of sinusitis. *Laryngoscope* 1998;*108*:1635-1642.
[15] Lim CC, Dillon WP, McDermott MW. Mucocele involving the anterior clinoid process: MR and CT findings. *AJNR Am J Neuroradiol* 1999;*20*:287-290.

6

SEPTO NASAL E COMPLEXO OSTEOMEATAL. RESPONSABILIDADES NAS RINOSSINUSITES

D. STOLL, Y. TRUILHE, S. COLLET, B. BERTRAND

A simetria das fossas se organiza a partir do septo mediano. Este órgão composto, de natureza ossocondrocutânea, é eminentemente deformável. A influência dos riscos da ontogênese, concebida da vida *in utero* até o período pós-puberdade, a implicação de traumatismos pré e pós-puberdade tornam pouco freqüentes a retidão e o caráter estritamente mediano.

As conseqüências que daí resultam sobre as funções do nariz merecem apreciação e mais particularmente aquelas que dizem respeito ao elemento-chave da via sinusal, que é o complexo osteomeatal (médio e superior).

Os mecanismos que conduzem à sua alteração e ao fracasso da função excretória sinusal, então às sinusites, são um outro problema, interpretativo e muito difícil.

Dessa apreciação e das interpretações que dela se originam depende o tratamento eventualmente preventivo e naturalmente curativo de determinadas sinusites. Os estudos que tratam desse assunto são poucos, bastante diferentes na sua metodologia e, portanto, seus resultados conduzem a uma dúvida do papel do septo na gênese das sinusites.

OBSERVAÇÕES METODOLÓGICAS GERAIS

■ Definição do desvio septal

O desvio septal constitui uma primeira dificuldade, levando em conta as dimensões do septo e da dificuldade de uma apreciação global no espaço do desenvolvimento desses desvios.

Uma definição ampla, ideal, do tipo "toda anomalia de forma e/ou situação do septo osteo-cartilaginoso em relação ao eixo sagital" não é realista no estado atual das técnicas de exame de imagem acessíveis de rotina.

A definição levada em consideração nos diferentes estudos é, dessa forma, mais restrita e induz sempre a um vício, que ela recorra seja à subjetividade clínica (desvio clinicamente significativo), seja ao aparente rigor de uma medida científica feita em locais privilegiados do septo (angulação em relação ao plano sagital na altura do complexo meatal médio medida de frente em TDM).

Determinados autores [1] falam de severidade em termos de graus clínico:
- *grau 1:* desvio de todo o septo nasal;
- *grau 2:* desvio que coloca em contato a parede lateral e o septo antes dos vasoconstritores;
- *grau 3:* contato septo/parede lateral não melhorado pelos vasoconstritores.

O local do desvio é geralmente observado em relação às zonas de Cottle (I a V), mas ainda lá, o desenvolvimento dentro do espaço desses desvios só é levado em conta parcialmente.

A forma do desvio é essencialmente descrita nos estudos clínicos (vidro de relógio, desvio sigmóide, esporão). Sua observação sofre de subjetividade.

A bilateralidade das lesões septais, a forma e o volume da fossa nasal oposta ao desvio são muitas vezes ignorados ou subestimados.

A observação das lesões ostiomeatais e sinusais é mais fácil, apelando essencialmente a tomográficos. Ela deve excluir várias imagens sinusais classificadas de banais e não-específicas (imagens da base ou do teto maxilar).

FREQÜÊNCIAS DOS DESVIOS SEPTAIS NA POPULAÇÃO GERAL

Dispomos aqui de vários estudos, bem distintos na sua metodologia e nos seus resultados, que parecem, contudo, coerentes.

■ Estudos clínicos e antropométricos

Gray [2], estudando a introdução de uma sonda nasal em 2.380 bebês caucasianos, encontrou 42% de septos retilíneos, 27% de desvios bilaterais e 31% de desvios unilaterais.

Haapaniemi [3], estudando clinicamente 687 crianças normais de 6 a 15 anos, observou uma cifra global de 57% de septos subjetivamente retilíneos.

Van der Veken [4] evoca a noção de um crescimento linear em função da idade, da prevalência dos desvios septais, passando de 16% na idade de 3 anos e de 72% na idade de 14 anos.

No adulto, dispomos de vários estudos magistrais. Os de Gray [2] sobre crânios adultos de pacientes de origens variadas (n = 2.112) ou ainda de Mackenzie citado por Gray (n = 2.152), evocando as cifras respectivas de 21% e de 23% de septos retilíneos. Uma leve predominância de septos desviados para a esquerda foi observada nos dois estudos.

■ Estudos com tomografia computadorizada

Esses estudos privilegiam a observação do septo na frente da região osteomeatal essencialmente em cortes coronais e falam de 19,5% [5] a 21% [6] de pacientes sadios portadores de desvio septal. Jones [7] relata a cifra de 24% (n = 100).

A contradição aparente entre as cifras de septos considerados desviados pelos estudos antropométricos e aqueles com auxílio de tomografia mostra bem a subestimação dos desvios septais pelo método tomográfico. A noção principal é a seguinte: a partir da puberdade, um septo mediano e direito só é observado em uma minoria de pacientes (aproximadamente 20%).

■ Freqüência das imagens ostiomeatais e sinusais na população geral

As cifras citadas por Jones [7] e por Calhoun [5] são baseadas no estudo de populações adultas controles, examinadas por problemas orbitários ou cranianos, eles são respectivamente de 17% para Jones [7] e de 16,3% das imagens observadas espontaneamente no seio dessas populações. Na criança na pré-puberdade, a prevalência das imagens sinusais espontâneas é infinitamente mais elevada (40% a 50% [8]), sobretudo nas séries de idade mais jovens, mas de interpretação delicada, em razão do contexto imunológico e epidemiológico específico.

PREVALÊNCIA DOS DESVIOS SEPTAIS NA POPULAÇÃO SUSPEITA DE SINUSITE

Esses estudos recorrem à tomografia computadorizada e admitem anomalias mucosas dos complexos osteomeatal médio e posterior, e de seu seio dependente. Elas são, para alguns autores, comparativas.

Determinados autores observam no paciente doente a presença de imagens sinusais, qualquer que seja a importância do desvio observado (de 0° a 15° ou mais). É especialmente o caso de Elahi [9] em um estudo prospectivo sobre 122 adultos em que a idade média é de 45,8 anos, com uma leve predominância feminina (65/57).

Youssem [10] estima, sobre 100 pacientes, que a relação estatística entre sinusite radiológica e desvio septal medido na altura do complexo osteomeatal é muito fraca para constituir um argumento preditivo na relação septo desviado/sinusite.

Benninger [11], em um estudo clínico, e Bolger [12], em um estudo tomográfico, vão nessa direção e observam uma freqüência de desvio septal comparável no paciente com sinusite àquela observada na população geral (19% e 18,8%, respectivamente). Jones [7], enfim, em um estudo comparativo, opondo 100 pacientes com rinossinusite e 100 pacientes sem rinossinusite, coloca em evidência uma cifra de desvio septal que é idêntica nos dois grupos, da ordem de 24%.

Jensen [13], estudando o exame radiológico simples antes de septoplastia da população operada em um período de cinco anos, coloca em evidência imagens patológicas apenas em 27% dos casos.

O conjunto desses estudos contribui para atribuir ao septo um papel pouco relevante no surgimento das sinusites radiológicas que aparecem, em compensação, bem correlacionadas com a semiologia clínica.

RELAÇÃO ENTRE A IMPORTÂNCIA DO DESVIO E AS ANOMALIAS OSTEOMEATAIS

Os estudos que evocam esse problema são pouco numerosos, todos realizados em pacientes adultos suspeitos de estarem com rinossinusite. Eles utilizam a tomografia computadorizada e permitem, talvez, conclusões prudentes.

Parece existir uma relação patogênica entre a importância (em graus) do desvio septal e a freqüência da doença sinusal.

Calhoun [5], em um estudo prospectivo, comparando 100 pacientes com rinossinusite e 82 controles, todos adultos (idade média 40 anos, razão entre homens e mulheres igual), observa que a freqüência de desvios septais acentuados é mais importante (40%) nos pacientes com rinossinusite e de maneira significativa (P < 0,01) que nos indivíduos controles (19,5).

Youssem [10], estudando 100 pacientes, estabelece da mesma forma uma relação significativa entre a importância do desvio septal e a freqüência das opacidades maxilares e etmoidais. O estudo de Matschke [14] privilegia os desvios septais evidentes, sintomáticos e rinomanométricos na gênese das sinusites.

Existiria uma relação significativa entre o grau do desvio septal, a importância e a difusão das imagens do complexo osteomeatal.

Para Elahi [9], uma angulação septal média de 8,4 graus corresponde a uma leve afecção da etmóide, essa afecção é média para um ângulo da ordem de 12,9 graus e severa para um ângulo de 20,8 graus.

Youssem [10] estabelece igualmente uma relação fraca, mas estatisticamente significativa entre a importância dos desvios e a extensão das imagens sinusais. O ângulo de desvio em relação ao plano sagital é de 12,9 graus em caso de afecção maxilar, 13,3 graus em caso de afecção etmoidal.

Não é possível, portanto, tirar conclusões definitivas de outros autores não encontrando essa relação. Jones [7], em particular, estudando 100 pacientes com rinossinusites, não coloca em evidência, naqueles portadores de lesões mucosas extensas, diferenças anatômicas nítidas, especialmente septais, em relação ao grupo daqueles que têm lesões menores.

RELAÇÃO ENTRE A SOMA DA ANGULAÇÃO SEPTAL E O LADO DA SINUSITE

Os resultados dos estudos são aqui muito diversos:

- para determinados autores, entre os quais Elahi [9] e Youssem [10], não há relação entre o lado do desvio e o da afecção sinusal. É especialmente a opinião de Elahi [9] que, qualquer que seja o grau de angulação septal, não se observa relação privilegiada alguma entre o lado sinusal acometido e o do desvio. Ele demonstra, ao contrário, uma distribuição bilateral da afecção da unidade osteomeatal e dos seios anteriores sem diferença estatística entre os dois lados em relação à soma do desvio;
- para Calhoun [5], ao contrário, as imagens sinusais observadas o são unicamente do lado do septo desviado. Outros estudos, especialmente Jones [7], chegam a conclusões similares.

RELAÇÃO ENTRE FORMA SEPTAL E SINUSITE

Essa relação é raramente explorada pelos autores porque a observação da forma septal é clínica, portanto subjetiva e pouco reprodutiva. Segundo Danese [15], devem ser distinguidos os esporões ou cristas e os vidros de relógio. Cada um é considerado como patológico, afastam-se 4 mm ou menos do eixo sagital. Segundo esses autores, os esporões ou cristas correspondentes a posições erradas, seja da junção condrovomero-etmoidal ou da região pré-maxilovomeriana, são mais voluntários nas sinusites homolaterais. Os desvios em vidro de relógio estariam ligados mais freqüentemente às sinusites contralaterais. As populações estudadas são, entretanto, muito pequenas e os resultados pouco significativos sobre o plano estatístico.

HIPÓTESES FISIOPATOLÓGICAS

Duas hipóteses são evocadas para levar em conta o papel do desvio septal: a hipótese mecânica é sustentada por vários autores, dentre eles Stammberger [16,17]. Para esse autor, o complexo osteomeatal é a zona principal da patologia sinusal. Um desvio septal, ao realizar um obstáculo a esse nível, predispõe os pacientes a sinusites agudas, a sua recidiva, reduzindo ou modificando a drenagem mucosa, permitindo o acúmulo de substâncias exógenas ou de germes patógenos no local. Desta maneira se encontra favorecida uma inflamação em primeiro lugar circunscrita, clinicamente muda há muito tempo. Essa inflamação local, a favor de uma agressão infecciosa, se acentua em vez de desaparecer; ela prepara dessa maneira a autonomização do processo inflamatório sinusal por redução progressiva do calibre das vias de drenagem, levando à oclusão e à inibição de uma atividade ciliar eficaz.

O mecanismo de ação do desvio septal é, na opinião desses autores, a obstrução direta do meato médio, ou sua obstrução indireta por retraimento do corneto médio e fechamento do meato [1,5,17,18].

Esse mecanismo obstrutivo indireto, ligado à presença de anomalias anatômicas do meato médio contralateral ao desvio, é igualmente evidenciado por Elahi [9] para explicar a bilateralidade das lesões sinusais em caso de desvio septal.

A hipótese aerodinâmica é sustentada por outros autores, dentre eles Danese [15] e Blaugrund [19]. Para esses autores, os desvios septais são responsáveis por uma modificação do fluxo aéreo nasal, conduzindo a uma mucosa seca, a uma perturbação da atividade ciliar e, então, ao desaparecimento dos mecanismos protetores fundamentais dessa mucosa. Daí resulta o aparecimento de um estado inflamatório local.

ATITUDES TERAPÊUTICAS POSSÍVEIS

Poucos autores fizeram proposições terapêuticas claras no septo dentro do quadro da associação de desvio septal-sinusite.

Para Stammberger [16,17], se a patologia etmoidal não está associada a um desvio septal oclusivo, nos limitaremos a tratar a etmóide. Uma septoplastia não será considerada no momento, exceto em caso de desvio estenosante.

Blahova [20] realiza uma correção septal se existirem provas endoscópicas e rinomanométricas claras de uma impermeabilidade nasal verdadeira.

Matschke [14] propõe não corrigir o septo, exceto quando existem sinais subjetivos de obstrução nasal, confirmados objetivamente pela rinomanometria.

DISCUSSÃO

Considerando a literatura, aparece claramente a ausência de estudos comparativos e controlados que permitiriam sustentar nitidamente a hipótese de que um desvio septal seja suscetível de sozinho ser o fator etiológico de uma sinusite, ou mesmo que exista uma participação septal à manutenção de um fenômeno infeccioso ou inflamatório rinossinusal. Estudos isolados são muitas vezes contraditórios de um autor para outro, as populações dificilmente sendo comparáveis, assim como os critérios de definição e de análise do desvio e da sinusite.

Parece nitidamente que a maioria dos estudos disponíveis é fundamentada sobre a aquisição de imagem. O diagnóstico de sinusite nunca é identificado de maneira clara e os processos tão distintos na sua fisiopatologia, que a polipose nasossinusal, a polipose de Killian, a patologia dentária não são autenticados. O estado geral dos pacientes não é conhecido, nem no plano imunoalergológico, nem no plano da função mucociliar.

Dessas observações pode-se, entretanto, levar em consideração os seguintes elementos. Os desvios septais são extremamente freqüentes, a incidência das rinossinusites é muito mais fraca. O septo não aparece como uma causa primária das rinossinusites. Seu papel de fator favorável é igualmente difícil de se afirmar.

Os desvios septais muito importantes poderiam ser um fator favorável ao aparecimento das rinossinusites, mas aqui ainda o caráter contraditório dos estudos, bem documentados com número suficiente de pacientes [15,10,9,71], não permite concluir seu papel exclusivo.

É igualmente muito difícil afirmar que existe uma relação entre o lado côncavo ou o lado convexo do desvio septal e aquele da sinusite.

Poderíamos ficar tentados a não atribuir papel patogênico algum aos desvios septais situados nas zonas iniciais do nariz (zonas I, II e III de Cottle) e de imputar a possibilidade de um poder patogênico aos desvios importantes situados nas zonas IV e V. Mesmo essa afirmação é difícil porque os desvios septais se desenvolvem no espaço e praticamente nunca existe desvio isolado de uma zona particular do nariz.

Sobre o plano fisiopatológico, as hipóteses formuladas na literatura são aceitáveis, mas é necessário lembrar que elas não são baseadas em algum modelo experimental nem em estudo clínico. Essas duas hipóteses implicam problemas da atividade ciliar. Passali [21], em um estudo recente, não mostrou diferença no transporte mucociliar de uma população normal em relação a uma população com um desvio septal. O transporte mucociliar é em compensação alongado significativamente em caso de sinusite crônica ($b < 0,1$). Esse estudo só leva em conta o transporte mucociliar em geral e não fenômenos locais intrameáticos que explicam as sinusites.

Sobre o plano terapêutico, a conseqüência que se tira dessas relações discutíveis entre septo e rinossinusite é uma prudência extrema. Parece bom se guiar na indicação da septoplastia sobre a semiologia do paciente obstruído ou não e sobre o transtorno mecânico gerado pelo desvio na execução da microcirurgia etmoidal. Uma atitude em dois tempos é concebível, mas tem o inconveniente de infligir eventualmente um segundo tempo operatório ao paciente.

No estado atual de nossos conhecimentos, o estudo da literatura não permite instituir o septo como fator exclusivo do aparecimento das rinossinusites. Essa ausência de prova não exclui em nada seu papel de fator auxiliar. A conduta a manter em relação ao septo em caso de rinossinusite constituída se fundamenta naturalmente sobre a obstrução nasal e o gene eventual que pode gerar o obstáculo septal. Não existe prova de prevenção de recidivas ou de melhora do futuro dos sinusais operados pela septoplastia. Um vasto campo de investigação continua portanto aberto nesse nível.

Bibliografia

[1] Jorissen M, Hermans R, Bertrand B, Eloy Ph. Anatomical variations and sinusitis. *Acta ORL Belg* 1997;*51*:219-226.

[2] Gray L. Deviated nasal septum: incidence and etiology. *Ann Otol Rhinol Laryngol* 1980;*87(50)*:3-20.

[3] Haapaniemi JJ, Suonää JT, Salmivalli AJ, Tuominen J. Prevalence of septal deviations in school-aged children. *Rhinology* 1995;*33*:1-3.

[4] Van der Veken P, Clement PA, Buisseret T, Desprechins B, Kaufman L, Derde MP. CAT Scan study of the prevalence of sinus disorders and anatomical variations in 196 children. *Rhinology* 1990;*28*:177-184.

[5] Calhoun K, Gerard A, Waggenspack C, Simpson B, Hokanson J, Bailey B. CT evaluation of the paranasal sinuses in symptomatic and asymptomatic populations. *Otolaryngol Head Neck Surg* 1991;*104*:480-483.

[6] Kennedy D, Zinriech S, Rosenbaum A, Johns M. Functional endoscopic sinus surgery: theory and diagnostic evaluation. *Arch Otolaryngol* 1985;*111*:576-582.
[7] Jones NS, Strobl A, Holland I. A study of the CT findings in 100 patients with rhinosinusitis and 100 controls. *Clin Otolaryngol* 1997;*22*:47-51.
[8] Gordts F, Clement PAR, Destryker A, Desprechins B, Kaufman L. Prevalence of sinusitis signs on MRI in a non-ENT paediatric population. *Rhinology* 1997;*35*:154-157.
[9] Elahi M, Frenkiel S, Fageeh N. Paraseptal structural changes and chronic sinus disease in relation to the deviated septum. *J Otolaryngol* 1997;*26(4)*:236-240.
[10] Yousem D, Kennedy D, Rosenberg S. Ostiomeatal complex risk factors for sinusitis: CT evaluation. *J Otolaryngol* 1991;*20(6)*:419-424.
[11] Benninger MS. Nasal endoscopy: its role in office diagnosis. *Am J Rhinol* 1997;*11*:177-180.
[12] Bolger W, Butzin C, Parsons D. Paranasal sinus bony anatomic variations and mucosal abnormalities: CT analysis for endoscopic sinus surgery. *Laryngoscope* 1991;*101*:56-64.
[13] Jensen J, Dommerby H. Routine radiological examination of the sinus before septoplasty. *J Laryngol Otol* 1986;*100(8)*:893-896.
[14] Matschke R, Fiebach A. Septum deviation and concomitant sinusitis. *HNO* 1985;*33(12)*:541-544.
[15] Danese M, Duvoisin B, Agrifolio A, Cherpillod J, Krayenbuhl M. Influence des variantes anatomiques nasosinusales sur les sinusites récidivantes, persistantes ou chroniques: évaluation TDM chez 112 patients. *J Radiol* 1997;*78*:651-657.
[16] Stammberger H, Posawetz W. Functional endoscopic sinus surgery: concept, indications and results of the Messerklinger technique. *Eur Arch Otorhinolaryngol* 1990;*247*:63-76.
[17] Stammberger H. Nasal and paranasal sinus endoscopy. A diagnostic and surgical approach to recurrent sinusitis. *Endoscopy* 1986;*18*:213-218.
[18] Okuda M, Sakaguchi Y, Tanigaito Y, Sakaguchi F, Machii H, Yuge K. X-ray tomographical observations of the interrelationships among structures of the nasal airway. *Rhinology* 1982;*20*:193-199.
[19] Blaugrund S. The nasal septum and concha bullosa. *Otolaryngol Clin North Am* 1989;*22(2)*:291-306.
[20] Blahova O. Late results of nasal septum injury in children. *Int J Ped Otorhinolaryngol* 1985;*10*:137-141.
[21] Passali D, Ferri R, Becchini G, Passali GC, Bellussi L. Alterations of the nasal mucociliary transport in patients with hypertrophy of the inferior turbinates, deviations of the nasal septum and chronic sinusitis. *Eur Arch Otorhinolaryngol* 1999;*256(7)*:335-337.

7

SINUSITES NOSOCOMIAIS

G. LE MOAL, R. ROBERT

As sinusites nosocomiais (SN) surgem mais freqüentemente nos pacientes internados em ventilação artificial mecânica. Elas fazem parte das causas de febre que surgem no decorrer de uma internação e devem ser procuradas sistematicamente. A prevalência das SN e sua contribuição para a epidemiologia das infecções nosocomiais em pacientes internados não são bem precisas. Os critérios diagnósticos de SN não são bem estabelecidos e somente a punção do seio permite uma certeza no diagnóstico. A ocorrência de uma SN pode favorecer a ocorrência de pneumopatia nosocomial. O tratamento das SN é discutido. As medidas habitualmente preconizadas são a retirada das sondas nasotraqueais e a drenagem dos seios. A antibioticoterapia é muitas vezes recomendada.

FISIOPATOLOGIA

As cavidades sinusais são normalmente consideradas estéreis. O muco produzido é evacuado pelo movimento vibratório dos cílios dos meatos médios em direção às fossas nasais. Os corpos estranhos na narina, como as sondas de intubação ou as sondas gástricas podem ser responsáveis por irritação e edema da mucosa nasal, ocasionando hipertrofia mucosa, hipersecreção e retenção das secreções que conduzem à obstrução dos óstios sinusais. Além disso, o traumatismo causado pela sonda de intubação não permite mais a atividade mecânica vibrátil dos cílios e então favorece o desenvolvimento da infecção [1]. A contaminação das cavidades nasais a partir das bactérias que colonizaram o conteúdo orofaríngeo pode ocorrer e então se propagar para o seio. De fato, a SN ocorre na maioria dos casos do lado homolateral à sonda de intubação [2-4].

INCIDÊNCIA

A incidência das sinusites nosocomiais (SN) é muito difícil de ser mensurada porque ela varia consideravelmente de um autor para outro. Então, as freqüências relatadas dessa patologia se dividem de 0% a 100% [3,4]. Essa variação se explica essencialmente por cinco pontos: o tipo de estudo (prospectivo ou retrospectivo), a população analisada e a consideração dos fatores desencadeantes, a pesquisa sistemática da SN, o retardo do aparecimento da SN e, enfim, os critérios diagnósticos da SN (Quadro 7.1).

Quadro 7.1: Incidência das sinusites nosocomiais

Estudo	Tipo de estudo/duração	Nº de pacientes	Tipo de pacientes	Critérios de diagnóstico	Incidência
[8]	P/7	162	Réa chir.	TC + micrób.	82% (SNR) 31% (SNI)
[10]	P/7	300	Réa chir.	TC + micrób.	26% (SNR) 18% (SNI)
[2]	?/?	2.368	Trauma	Clinique + Rx	1,4%
[24]	P/5	26	Réa chir.	TC	27%
[19]	NP/3	43	Réa neurochir.	TC ou Rx + micrób.	26%
[17]	NP/?	208	TC	TC + micrób.	12%
[18]	P/?	111	TC	TC + micrób.	17%
[13]	P/?	171	Réa chir.	Clinique + micrób.	3%
[16]	P/2	12	TC	TC	100%
[11]	P/8	46	Réa poly.	TC + micrób.	93% (SNR) 78% (SNI)
[25]	P/2	16	Réa poly.	TC	100%
[7]	P/3	111	Réa poly.	Rx	23%
[20]	P/	60	Réa pédia.	TC + micrób.	93% (SNR) 70% (SNI)
[23]	P/5	47	Réa poly.	Rx	49%
[6]	P/2	26	Réa chir.	TC + micrób.	73% (SNR) 38% (SNI)
[9]	P/7	33	Réa neurochir.	TC + micrób.	6%
[12]	P/2	366	Réa poly.	TC + micrób.	7,7%
[28]	P/?	65	Réa chir.	Rx	22%
[15]	P/4	68	Réa chir.	Rx + micrób.	59% (SNR) 25% (SNI)
[22]	P/?	47	Réa neurochir.	Micróbio	8,8%
		38	Réa chir.	Micróbio	1,6%
		18	Réa med.	Micróbio	1,1%
[47]	P/7	22	Réa med.	TC	54%
[48]	P/8	53	Réa med.	TC + micrób.	92% (SNR) 74% (SNI)

O principal fator de risco das SN é a presença de uma sonda nasotraqueal. Portanto, a duração da exposição ao risco influencia sobre a freqüência da incidência das SN. Em um estudo de Holzapfel e colaboradores, a incidência das SN aumentava com a duração de hospitalização [5]. Ela era respectivamente J2, J5, J8, J12, J15 e J20 de 0%, 14%, 39%, 55%, 57% e 59%. Isso explica as variações de incidência conforme se inclui as durações de ventilação curtas [6,7] ou se considera unicamente as durações superiores a sete dias [8,9].

A população interessada também desempenha um papel importante na determinação da incidência da SN. Podem ser pacientes internados por várias especialidades [10-12], pacientes cirúrgicos [6,8,13-16], traumatizados cranianos [2,17,18], pacientes de neurocirurgia [9,19] ou ainda crianças [20,21]. Portanto a incidência das SN parece mais importante nos pacientes de neurocirurgia e mais fraca naqueles da clínica médica [22]. Isso se explica de maneira clara pelo papel dos fatores favoráveis mais numerosos em neurocirurgia [4].

A diferença de critérios diagnósticos utilizados é certamente a principal razão para explicar essas diferenças de freqüência na literatura. Ao passo que determinados autores se contentam com sinais radiológicos simples [2,7,23] ou tomodensitométricos [16,24,25], outros exigem uma confirmação microbiológica [6,8,10,11,20,22] e, portanto, têm uma freqüência menor de SN.

Entre os estudos prospectivos mais recentes e que se apóiam sobre os critérios diagnósticos radiológicos e microbiológicos, a freqüência das SN nos pacientes aproximadamente intubados há sete dias é estimada entre 20% e 40% [3,4,26].

FATORES DE RISCO DE AQUISIÇÃO DE UMA SN

Desde 1974, Arens evocou como fator de risco da SN a intubação nasotraqueal a propósito de quatro doentes intubados por esta via [27]. Isso foi sustentado por numerosos estudos [2,23,25]. Entretanto, elas são pouco randomizadas [2,18,23] e não levam sempre em conta o papel da sonda gástrica [2,15,25]. Dois estudos prospectivos randomizados foram realizados integrando as vias utilizadas para a sonda de intubação e para a sonda gástrica, mas suas conclusões são diferentes [8,10]. Assim, Holzapfel e colaboradores não encontraram diferença significativa quanto a freqüência de SN de acordo com a via de intubação [10]. Inversamente, no estudo de Rouby e colaboradores, a utilização da intubação orotraqueal e a colocação de uma sonda gástrica por via oral permitiam reduzir o risco de SN radiológica de 95,5% a 22,5% (p < 0,001) [8]. Entretanto, nesse último estudo, o diagnóstico das SN era radiológico.

Da mesma maneira, a sonda nasogástrica foi evocada como fator de risco da SN [2, 19, 28]. Isso foi confirmado em um estudo prospectivo com um OR de 14,1 (intervalo de confiança = 95%; p = 0,015) em regressão logística múltipla [12].

O traumatismo craniano ou facial, especialmente quando associado a um "hemosinus", também é um fator de risco da SN. Grindlinger e colaboradores, admitem, entre os fatores dominantes associados à SN, a severidade da doença (Glasgow inferior a 8) e a presença de um nível hidroaéreo sinusal durante a avaliação inicial manifestando sangue no seio [18]. A maior freqüência das SN nos traumatizados cranianos se explica pela duração aumentada da ventilação ligada à gravidade das lesões e a necessidade de intubar esses pacientes por via nasal levando em conta o traumatismo [29]. Assim, a estagnação das secreções no seio favoreceria o desenvolvimento da infecção pelo fato da colonização bacteriana existente no nariz. O "hemosinus" seria também responsável por uma degradação da integridade sinusal e se tornaria um excelente meio de cultura ao desenvolvimento bacteriano [18].

Enfim vimos que a duração da ventilação mecânica é um fator que multiplica o risco de aparecimento de SN [5].

A sedação é igualmente um fator de risco possível da SN [2,12,17,18]. De fato, a imobilidade da cabeça pode repercutir sobre a aerosão normal dos seios [17].

Outros medicamentos também são possíveis fatores de risco sem, entretanto, ter sido objeto de estudos randomizados prospectivos. A corticoterapia foi objeto de controvérsia sobre seu papel favorável nas SN [2,18,29,30]. Ela pode de fato predispor à infecção nesses pacientes [29,30]. A antibioticoterapia de largo espectro é igualmente associada às SN [2,18,24].

DIAGNÓSTICO DA SN

Diferente das sinusites comunitárias, os sinais clínicos clássicos são relativamente pobres no curso da SN e não são critérios geralmente sustentados na literatura para estabelecer o diagnóstico. A definição proposta por Shapiro e colaboradores [13] associando dois critérios principais (tosse, rinorréia purulenta) ou um principal e dois critérios menores (edema periorbitário, cefaléia, dor facial, odontalgia, otalgia, dor de garganta, hálitos, taquipnéia e febre) depois de mais de sete dias parece de difícil aplicabilidade ao paciente internado. A rinorréia mucopurulenta permite a suspeita de uma SN [11,19,30]. Mas ela é pouco freqüente (27% das SN) e não pode ser desta forma [2]. Uma febre inexplicada é o sinal clínico mais comum que deve incitar a pesquisa de uma SN [2,19]. A hiperleucocitose é incomum.

Dessa forma o diagnóstico é estabelecido por critérios objetivos, que são a radiografia simples, a tomografia computadorizada (TC) e o exame bacteriológico dos seios. A natureza dos exames radiológicos a serem efetuados é controversa. Determinados autores se contentam com critérios radiológicos simples (opacidades ou níveis hidroaéricos dos seios) para o diagnóstico [2,7,13,23,28,32], em particular para o diagnóstico das SN maxilares [2,7,13,32]. Mas a qualidade das radiografias realizadas no leito em pacientes internados é muitas vezes ruim. Uma incidência de Blondeau modificada com a utilização de um quadro particular foi proposta por Renault e colaboradores. Ela permite, levando em conta o contexto clínico, e uma sensibilidade de 86% e uma especificidade de 94% [33]. Entretanto, cada vez mais, o *scanner* é o exame radiológico de escolha para o diagnóstico das SN [8,10,16,24,25]. Ele tem o inconveniente de necessitar o transporte do doente dentro do serviço de radiologia. A ecografia em modo A é interessante quando o acúmulo sinusal é total [34]. Nesse caso, é tão bem correlacionada quanto a TC [35].

Para outros autores, o diagnóstico de SN não pode ser sustentado a não ser por critérios microbiológicos [7,11,14,17,25]. De fato, no estudo de Rouby e colaboradores [8], apenas 38% das SN radiológicas eram positivas na microbiologia. A punção sinusal necessita de um protocolo meticuloso associando uma desinfecção nasal à solução de povidona-iodo (*Bétadine*). A punção transnasal é realizada com a ajuda de um trocarte de Albertini sob anestesia local. Ela deve ser precedida por uma radiografia, ou por um *scanner*, a fim de verificar a ausência de agenesia sinusal. Uma desinfecção errada expõe ao risco de superestimação de SN infecciosas, se a colonização bacteriana nasal for levada em conta. Assim, Rouby e colaboradores mostraram no curso de 133 punções transnasais nos pacientes de reanimação que a desinfecção tinha sido eficaz em 51% dos casos, parcial em 38% e ineficaz em 11% dos casos [8]. Um limiar significativo de 10^3 unidades formando colônias por mililitros (UFC/ml) foi sustentado como necessário ao diagnóstico microbiológico de SN [8,10,20,22,36]. Outros autores propuseram associar a presença de células polimorfonucleares alteradas e a predominância de um germe à punção do seio [22]. Entretanto, a validade dos limiares não foi avaliada quando o paciente já estava sob antibióticos no momento da punção dos seios.

MICROBIOLOGIA

As coletas bacteriológicas das SN são na maior parte do tempo polimicrobianas. As bactérias responsáveis pelas SN são mais freqüentemente bactérias Gram-negativas isoladas em 45% a 89% das SN. Entre elas, *Pseudomonas, Escherichia coli* e *Proteus mirabilis* são as colocadas em evidência mais freqüentemente. Os cocos Gram-positivos *(Staphylococcus e Streptococcus B hemolyticus)* são isolados com menos freqüência (18% a 42%). Os campeões *(Candida albicans* sobretudo) podem representar 5% a 18% dos isolados [4]. Determinados autores registraram uma freqüência elevada de isolamento de bactérias anaeróbias [21,37]. A colocação em evidência dessas bactérias necessita a utilização de meios específicos [37].

CONSEQÜÊNCIAS DAS SN

Vários estudos mostraram que a freqüência das pneumopatias nosocomiais era mais elevada nos pacientes que têm uma SN [4,7,8,10,13,38,39]. Nesses estudos, uma bactéria idêntica isolada no seio e durante a coleta pulmonar é observada em 38% a 56% dos casos. A cronologia de início dessas duas infecções nosocomiais não é estabelecida. É, entretanto, lógico de se pensar que, na presença de uma SN, as bactérias podem ganhar as vias aéreas inferiores caminhando ao longo da sonda de intubação e assim favorecer o aparecimento de pneumopatia nosocomial.

Bacteremias nosocomiais podem estar associadas às SN, com um germe idêntico identificado pelas hemoculturas e a punção do seio [10,19]. Entretanto, a relação de causalidade não é claramente estabelecida.

Outras complicações associadas às SN foram registradas: pleurite purulenta [40], sinusite esfenoidal [18], meningites e abscessos cerebrais em particular nos pacientes com traumatismo craniano [18,41].

TRATAMENTO

O tratamento das sinusites nosocomiais é controverso. Os meios preconizados são: a retirada das sondas nasotraqueais (de intubação ou gástricas), a drenagem dos seios e a utilização de antibióticos por via sistêmica. Entretanto, a eficácia desses diferentes tratamentos não foi avaliada.

Vários elementos demandam em favor da necessidade de tratar as SN: associação das SN com uma síndrome séptica, possibilidade de relação entre SN e pneumopatias nosocomiais ou septicemias, complicações locorregionais severas. Além disso, em um estudo recente [26], a pesquisa sistemática de SN e seu tratamento se acompanha de uma redução de mortalidade à J28 em relação a um grupo-controle no qual a pesquisa de SN não é sistemática.

A retirada das sondas nasotraqueais é recomendada por todos os autores, dada a relação de causalidade estabelecida entre aparecimento de SN e sonda nasotraqueal ou nasogástrica [7,8,10,15,19]. Entretanto, a cura devida a remoção da sonda, se parecia lógica, não foi avaliada. Certos autores associam vasoconstritores locais [18,19].

A antibioticoterapia sistêmica é a mais freqüentemente recomendada [7,10,15,18,19, 38]. A penetração dos antibióticos nos seios é habitualmente boa, em especial para as penicilinas e as aminosidas [42,43]. Entretanto, estudos mostraram que mais de 40% das bactérias isoladas no curso das SN eram sensíveis à antibioticoterapia que o paciente recebia [19,37] sugerindo a ineficácia da antibioticoterapia administrada por via sistêmica. Essa ineficácia dos antibióticos pode ser explicada por modificações farmacocinéticas observadas no doente internado [44] ou recolocar em questão a boa penetração dos antibióticos nos seios [45]. Recentemente, foi sugerido que a administração oral de amoxicilina não modificava a evolução das sinusites maxilares.

A drenagem dos seios se efetua com um trocarte de Albertini colocado no seio pelo meato inferior. As lavagens do seio são efetuadas com solução salina isotônica durante 5 a 10 dias [38]. Certos autores associam uma antibioticoterapia local à drenagem dos seios [8]. Para a maioria dos autores, a drenagem representa o tratamento de escolha das SN [8,10,15]. Para outros, a drenagem é indicada apenas em caso de fracasso das outras medidas terapêuticas (remoção das sondas nasais, antibioticoterapia) [7].

O tratamento preventivo consiste em evitar a colocação de sondas nasotraqueais. Isso é facilitado pelo desenvolvimento da ventilação não-invasiva. Entretanto, a diminuição da incidência das SN não foi avaliada. A intubação, se necessária, deve ser de preferência orotraqueal [15]. Enfim, as sondas nasogástricas de grossos calibres devem ser evitadas ou retiradas assim que possível. Recentemente, Korineck e colaboradores mostraram que a descontaminação digestiva e orofaríngea nos pacientes neurocirúrgicos reduzia a freqüência de aparecimento de SN e de pneumopatia nosocomial [45].

Em conclusão, as SN são uma complicação freqüente durante internação, em especial nos casos de intubação nasotraqueal. Elas se manifestam mais freqüentemente por uma febre isolada. Seu diagnóstico preciso necessita da colocação em evidência de bactérias com punção transnasal. Os princípios do tratamento associam a remoção das sondas nasotraqueais (de intubação ou gástricas), a drenagem dos seios e a utilização de antibióticos por via sistêmica. Entretanto, a eficácia desses diferentes tratamentos não foi avaliada.

Bibliografia

[1] Keane WM, Rowe LD, Atkins JP. Complications of intubation. *Ann Otol Rhinol Laryngol* 1982;*91*:584-587.

[2] Caplan ES, Hoyt NJ. Nosocomial sinusitis. *JAMA* 1982;*247*:639-641.

[3] Bert F, Lambert-Zechovsky N. Sinusitis in mechanically ventilated patients and its role in the pathogenesis of nosocomial pneumonia. *Eur J Clin Microbiol Infect Dis* 1996;*15*:533-544.

[4] Talmor M, Li P, Barie PS. Acute paranasal sinusitis in critically ill patients: guidelines for prevention, diagnosis, and treatment. *Clin Infect Dis* 1997;*25*:1441-1446.

[5] Holzapfel L, Decaillot F, Hulewicz G, Petitmaire S, Bourgeois M, Chastang C. Sinusites nosocomiales en reanimation. *Lettre Inf* 1995;*18*:655-659.

[6] Borman KR, Brown PM, Mezera KK, Jhaveri H. Occult fever in surgical intensive care unit patients in seldom caused by sinusitis. *Am J Surg* 1992;*164*:412-415.

[7] Salord F, Gaussorgues P, Marti-Flich J et al. Nosocomial maxillary sinusitis during mechanical ventilation: a prospective comparison of orotracheal versus the nasotracheal route for intubation. *Intensive Care Med* 1990;*16*:390-393.

[8] Rouby JJ, Laurent P, Gosnach M et al. Risk factors and clinical relevance of nosocomial maxillary sinusitis in the critically ill. *Am J Respir Crit Care Med* 1994;*150*:776-783.

[9] Westergren V, Lundblad L, Forsum U. Ventilator associated sinusitis: antroscopic findings and bacteriology when excluding contaminants. *Acta Otolaryngol* 1998;*118*:574-580.

[10] Holzapfel L, Chevret S, Madinier G et al. Influence of long-term oro- or nasotracheal intubation on nosocomial maxillary sinusitis and pneumonia: results of a prospective, randomized, clinical trial. *Crit Care Med* 1993;*21*:1132-1138.

[11] Levy C, Meyer P, Guerin JM, Deberardinis F, Aouala D. Sinusites nosocomiales en unite de soins intensifs. *Ann Otolaryngol Chir Cervicofac* 1988;*105*:549-552.

[12] George DL, Falk PS, Meduri GU, Leeper KV, Wunderink RG, Steere EL, Nunnally FK, Beckfort N, Mayhall CG. Nosocomial sinusitis in patients in the medical intensive care unit: a prospective epidemiological study. *Clin Inf Dis* 1998;*27*:463-470.
[13] Aebert H, Hünefeld G, Regel G. Paranasal sinusitis and sepsis in ICU patients with nasotracheal intubation. *Intensive Care Med* 1988;*15*:27-30.
[14] Linden BE, Aguillar EA, Allen SJ. Sinusitis in the nasotracheally intubated patients. *Arch Otolaryngol Head Neck Surg* 1988;*114*:860-861.
[15] Bach A, Boehrer H, Schmidt H, Geiss HK. Nosocomial sinusitis in ventilated patients. *Anaesthesia* 1992;*47*:335-339.
[16] Hansen M, Poulsen MR, Bendixen DK, Hartmann-Adersen F. Incidence of sinusitis in patients with nasotracheal intubation. *Br J Anaesth* 1988;*61*:231-232.
[17] Humphrey MA, Simpson GT, Grindlinger GA. Clinical characteristics of nosocomial sinusitis. *Ann Otol Rhinol Laryngol* 1987;*96*:687-690.
[18] Grindlinger GA, Niehoff J, Hughes L et al. Acute paranasal sinusitis related to nasotracheal intubation of head-injured patients. *Crit Care Med* 1987;*15*:214-217.
[19] Deutschman CS, Wilton P, Sinow J et al. Paranasal sinusitis associated with nasotracheal intubation: a frequently unrecognized and treatable source of sepsis. *Crit Care Med* 1986;*14*:111-114.
[20] Guérin JM, Lustram C, Meyer P, Barbotin-Larrieau F. Nosocomial sinusitis in pediatric intensive care patients. *Crit Care Med* 1990;*18*:902.
[21] Brook I. Microbiology of nosocomial sinusitis in mechanically ventilated children. *Arch Otolaryngol Head Neck Surg* 1998;*124*:35-38.
[22] Bert F, Lambert-Zechovsky N. Microbiology of nosocomial sinusitis in intensive care unit patients. *J Infect* 1995;*31*:5-8.
[23] Pedersen J, Schurizek BA, Melsen NC, Juhl B. The effect of nasotracheal intubation on the paranasal sinuses. A prospective study of 434 intensive care patients. *Acta Anaesthesiol Scand* 1991;*35*:11-13.
[24] O'Reilly MJ, Reddick EJ, Black W et al. Sepsis from sinusitis in nasotracheally intubated patients. A diagnostic dilemma. *Am J Surg* 1984;*147*:601-604.
[25] Fassoulaki A, Pamouktsoglou P. Prolonged nasotracheal intubation and its association with inflammation of paranasal sinuses. *Anesth Analg* 1989;*69*:50-52.
[26] Holzapfel L, Chastang C, Demingeon G, Bohe J, Piralla B, Coupry A. A randomized study assessing the systematic search for maxillary sinusitis in nasotracheally mechanically ventilated patients. Influence of nosocomial maxillary sinusitis on the occurrence of ventilator-associated pneumonia. *Am J Respir Crit Care Med* 1999;*159*:695-701.
[27] Arens JF, Lejeune FE, Webre DR. Maxillary sinusitis, a complication of nasotracheal intubation. *Anesthesiology* 1974;*40*:415-416.
[28] Desmond P, Raman R, Idikula J. Effect of nasogastric tubes on the nose and maxillary sinus. *Crit Care Med* 1991;*19*:509-511.
[29] Kulber DA, Santora TA, Shabot MM, Hiatt JR. Early diagnosis and treatment of sinusitis in the critically ill trauma patient. *Am Surg* 1991;*57*:775-779.
[30] Kronberg F, Goodwin WJ. Sinusitis in intensive care unit patients. *Laryngoscope* 1985;*95*:936-938.
[31] Shapiro GG, Rachelefsky GS. Introduction and definition of sinusitis. *J Allergy Clin Immunol* 1992;*90*:417-418.
[32] Knodel AR, Beekman JF. Unexplained fevers in patients with nasotracheal intubation. *JAMA* 1982;*248*:868-870.
[33] Renault A, L'Her E, Kaczmarek RY, Texier F, Garo B, Boles JM. Intérêt de la radiographie standard utilisant l'incidence de Blondeau modifiée pour le diagnostic de sinusite en reanimation. *Réan Urg* 1998;*7*:71-76.
[34] Zinreich SJ. Paranasal sinus imaging. *Otolaryngol Head Neck Surg* 1990;*103*:863-869.
[35] Beuzelin C, Mousset C, Froehlich P, Senac J, Gory C, Goursot G, Fombeur JP. Evaluation de l'échographie sinusienne dans le diagnostic des sinusites maxillaires purulentes en reanimation. *Réan Urg* 1990;*6*:538.
[36] Meyer P, Guérin JM, Habib Y, Levy C. Pneumopathies secondaires du sujet intubé par voie nasotrachéale. Role des sinusites nosocomiales. *Ann Fr Anesth Reanim* 1988;*7*:26-30.
[37] Le Moal G, Lemerre D, Grollier G, Desmont C, Klossek JM, Robert R. Nosocomial sinusitis with isolation of anaerobic bacteria in ICU patients. *Intensive Care Med* 1999;*25*:1066-1071.

[38] Boles JM, Garo B, Garre M. Nosocomial sinusitis in intensive care patients. In: Vincent JL ed. *Update in intensive care and emergency medicine*. Springer-Verlag, Heidelberg, 1988:133-140.
[39] Torres A, Puig de la Bellacasa J, Xaubet A, Gonzalez J, Rodriguez-Roisin R, Jimenez de Anta MT, Augusti Vidal A. Diagnostic value of quantitative cultures of bronchoalveolar lavage and telescoping plugged catheter in mechanically ventilated patients with bacterial pneumonia. *Am Rev Resp Dis* 1989;*140*:306-310.
[40] Meyer P, Guerin JM, Habib Y, Levy C. Pseudomonas thoracic empyema secondary to nosocomial sinusitis. *Eur Resp J* 1988;*1*:868-869.
[41] Carter BL, Bankoff MS, Fisk MD. Computed tomographic detection of sinusitis responsible for intracranial and extracranial infections. *Radiology* 1983;*147*:739-742.
[42] Holzapfel L, Villette P, Ohen F, Madinier G, Demingeon G, Clement C. Diffusion de l'amikacine dans les sinus chez les malades ayant une sinusite nasocomiale. Administration en dose unique journalière. *Presse Med* 1992;*21*:1612-1615.
[43] Holzapfel L, Jehl F, Miranda P, Lyonnet F, Coupry A, Demingeon G, Carrere Debat D. Diffusion de la piperacilline dans les sinus chez les malades atteints de sinusite nosocomiale. *Presse Med* 1991;*20*:1889-1891.
[44] Rotschafer JC, Zabinski RA, Walker KJ. Pharmacodynamic factors of antibiotic efficacy. *Pharmacotherapy* 1992;*12*:64S-70S.
[45] Westergren V, Nilsson M, Forsum U. Penetration of antibiotics in diseased antral mucosa. *Arch Otolaryngol Head Neck Surg* 1996;*122*:1390-1394.
[46] Korinek AM, Laisne MJ, Nicolas MH, Raskine L, Deroin V, Sanson-Lepors MJ. Selective decontamination of the digestive tract in neurosurgical intensive care patients: a double blind, randomized, placebo-controlled study. *Crit Care Med* 1993;*21*:1466-1473.
[47] Guerin JM, Meyer P, Levy C, Reizine D, Habib Y, Tran Ba Huy P, Segrestaa JM. Sinusites aiguës sphénoïdales consécutives a l'intubation nasotrachéale. *Sem Hôp Paris* 1987;*63*:3671-3674.
[48] Guerin JM, Meyer P, Segrestaa JM, Reizine D, Levy C. Sinusites nosocomiales et intubation nasotrachéale. Etude prospective à partir de 53 patients. *Ann Med Int* 1989;*140*:106-107.

8

SINUSITE FRONTAL – AVALIAÇÃO

J.-P. FRIEDRICH

O seio frontal pertence ao complexo dos seios anteriores que compreende também o seio maxilar e os seios etmoidais anteriores. Ele está ligado ao complexo ostiomeatal do meato médio. A patogenia e a abordagem terapêutica da sinusite frontal são, portanto, muito próximas das de outros seios anteriores. Entretanto, determinadas características do seio frontal e de sua patologia lhe são próprias. Elas estão ligadas a sua disposição anatômica particular. Por um lado, ele está amplamente em contato por uma delgada lâmina óssea com a órbita e o endocrânio. Sua infecção é reduzida porque ela pode provocar complicações de vizinhança orbitária e intracraniana. Por outro lado, sua drenagem se faz na cavidade nasal através de um longo e estreito funil, o recesso frontoetmoidonasal, parcialmente obstruído por determinadas células etmoidais. Essas particularidades anatômicas deixam-no muito vulnerável às inflamações e a infecções rinossinusais, que necessitam de um tratamento médico rigoroso e, quando a drenagem é indicada, de um procedimento cirúrgico muito preciso e minucioso. A cirurgia da sinusite frontal é difícil porque é realizada em uma região estreita e fora do campo de visão direta por via endonasal. Ela é contornada por zonas perigosas: o endocrânio, a órbita e a via lacrimal. A estenose pós-operatória cicatricial do recesso frontoetmoidonasal é muito reduzida. Felizmente, o advento dos antibióticos e dos antiinflamatórios esteroidais diminuiu consideravelmente no século XX as complicações da sinusite frontal e as indicações cirúrgicas.

Novas aquisições, a tomografia e a endoscopia, permitiram uma melhor abordagem diagnóstica e planejamento terapêutico. A cirurgia funcional melhorou e sua morbidade diminuiu graças ao desenvolvimento das novas técnicas cirúrgicas endoscópicas por via endonasal.

No entanto, nem todos os problemas ligados ao tratamento das sinusites frontais estão resolvidos.

FISIOPATOLOGIA DA SINUSITE FRONTAL

É clássico distinguir as sinusites frontais agudas, recidivantes ou crônicas, e as sinusites frontais isoladas ou associadas a uma afecção difusa anterior, ou a uma pansinusite. A fisiopatologia da sinusite frontal é comum a todas as sinusites. Uma inflamação da mucosa nasal atinge o meato médio e bloqueia a região do óstio. A drenagem não se faz mais corretamente, o metabolismo da mucosa sinusal, que depende entre outras coisas da ventilação respiratória, é perturbado e a mucosa torna-se edemaciada. As condições são também favoráveis à infecção sinusal, que, por sua vez, vai originar os problemas metabólicos da mucosa [1].

As causas da sinusite frontal são múltiplas. Elas são:

- *rinossinusites*: rinossinusite aguda, alérgica, vasomotora, irritativa, profissional, da polipose, ligada ao tabagismo, medicamentosa;
- *imunossupressão:* uma perturbação imunológica favorece as sinusites;
- *infecções dentárias*: a infecção do dente é propagada por intermédio do seio maxilar no meato médio e no seio frontal;
- *particularidades anatômicas*: uma concha bolhosa, uma concha média invertida, um desvio septal, uma espinha frontal podem perturbar a drenagem do seio frontal;
- *tumores*: um papiloma invertido do meato médio, um osteoma do seio frontal podem bloquear o recesso frontoetmoidonasal;
- *traumatismos*: uma fratura do contraforte facial ou um acidente iatrogênico (rinoplastia, cirurgia nasossinusal) podem provocar uma estenose cicatricial do recesso fronto-etmoidonasal.

A incidência das sinusites frontais é menor que a de outras sinusites anteriores. Rouvier relata que para 200 resfriados há uma sinusite infecciosa bacteriana e que 2% dessas sinusites são frontais [2]. Em um estudo clínico de 97 sinusites crônicas anteriores operadas, observamos 2% de sinusites frontais isoladas, 17% de afecções maxiloetmoidofrontais associadas [3]. Os 80% das sinusites anteriores operadas não envolviam o seio frontal. A situação alta e protegida do contato do seio frontal no meato médio o protege pouco das infecções maxiloetmoidonasais.

AVALIAÇÃO DE UMA SINUSITE FRONTAL AGUDA

■ Exame clínico

A anamnese de uma sinusite frontal aguda é típica: no decorrer de um resfriado, o aparecimento de uma dor sobreorbitária violenta e frontal acentuada pelo decúbito. O corrimento nasal não é constante (sinusite bloqueada). A obstrução nasal é associada. A sinusite frontal pode ser uni ou bilateral (existem muitas comunicações interfrontais).

■ Exame endoscópico

A rinoscopia com espéculo é insuficiente. É preciso utilizar a endoscopia óptica, com o endoscópio de 25° ou de 30° de 2,7 mm de diâmetro. Ela permitirá preciso o estado do meato médio: edema, pólipo, pus, malformação anatômica. Deverá ser realizada, de preferência, com um *spray* anestésico tópico.

■ Exame radiográfico

Uma radiografia simples não é indispensável, é até mesmo supérflua e insuficiente para determinados autores. Mas, na nossa opinião, a incidência nasofronte é sempre útil porque permite em geral precisar a morfologia do seio frontal, a presença de um nível hidroaéreo ou de uma opacidade que confirma a sinusite. Em caso de dúvida, não é necessário multiplicar as incidências mas pedir uma TC. Este é, entretanto, raramente necessário, salvo se houver suspeita de uma complicação, para a qual devemos proceder a uma drenagem de urgência (muito raramente).

■ Exame bacteriológico

Se um corrimento purulento drenando do meato médio for descoberto à endoscopia, faz-se uma aspiração seletiva desse pus e um exame bacteriológico é solicitado. A bacteriologia das sinusites frontais agudas não é específica, e os germes responsáveis pela sinusite são aqueles clássicos das sinusites agudas (pneumococo, *Haemophilus influenzae, B. catarrhalis, Staphylococcus aureus*, sendo os mais comuns).

O exame bacteriológico permitirá orientar o tratamento antibiótico. Não se pode diferenciar especificamente o pus no nível do meato médio e que vem do seio frontal.

■ Tratamento da sinusite aguda

Tratamento médico

O tratamento antibiótico contento. Os antibióticos serão de amplo espectro, adequados à flora habitual das sinusites. A associação amoxicilina-ácido clavulânico, nas formas não complicadas, é adequada. As fluoroquinolonas têm provavelmente o mesmo efeito nessa situação. A duração mínima recomendada do tratamento com antibiótico é de 10 a 12 dias. Os vasoconstritores em *spray* são úteis. Uma vasoconstrição local por aplicação de algodões embebidos com adrenalina a 1/1.000 colocados no meato médio permite liberar às vezes o óstio e favorece a drenagem. Os esteróides por via oral são amplamente prescritos na França e certamente muito úteis na cura a curto prazo (eles são claramente menos utilizados nos países anglo-saxões), mas esse assunto não foi avaliado através de estudos.

■ Drenagem por punção do seio frontal

A drenagem por punção é raramente indicada em uma sinusite aguda. Se a sinusite frontal não melhorar depois de 24 ou 48 horas de tratamento e se suspeitarmos de uma complicação (exteriorização, complicação endocraniana), uma drenagem por punção será necessária (ver mais adiante). Certos autores preconizam mesmo uma abertura por via endonasal [4], um pouco excessivo para os tratamentos de uma sinusite frontal aguda. É preciso esperar que o seio frontal se recupere por meios mais conservadores, evitando, assim, as complicações iatrogênicas potenciais com a cirurgia frontal endonasal.

■ Evolução da sinusite frontal aguda

A observação clínica e endoscópica é em geral suficiente. Uma radiografia de controle não será necessária se o paciente se tornar assintomático. As investigações complementares só se justificam se a sinusite frontal se prolongar ou recidivar. É preciso saber que uma radiografia ou uma TC efetuadas no momento de um tratamento fornecem imagens enganadoras, porque a reabsorção das lesões mucosas é mais lenta que a resolução dos sinais clínicos.

AVALIAÇÃO DE UMA SINUSITE FRONTAL RECIDIVANTE

A recidiva de sinusite frontal aguda uma vez ou mais por ano pode ser considerada uma sinusite frontal recidivante. Entre os episódios de sinusite frontal, ocorrerá desaparecimento completo dos sinais clínicos e radiológicos.

■ Exame da sinusite frontal recidivante

Uma atenção particular será dada aos fatores ambientais e às particularidades anatômicas que predispõem às sinusites recidivantes.

A utilização de tabaco, a poluição, as atividades profissionais desfavoráveis (marceneiro, polidor, por exemplo) serão pesquisadas. A alergia e os déficits imunológicos serão investigados por exames apropriados e realizados por médicos experientes e especializados em imunoalergologia.

O exame de ATC é aqui indispensável. Deve ser realizado se possível com uma técnica helicoidal e reconstrução sagital. Ele é realizado ambulatorialmente (Figura 8.1). Pesquisa-se uma patologia sinusal residual que, por definição, classifica a sinusite na categoria das sinusites crônicas. Buscam-se as condições anatômicas predisponentes a uma sinusite frontal recidivante: bloqueio do meato médio por um desvio septal, uma concha bolhosa, uma concha média invertida, uma grande célula na porção terminal do processo uncinado bloqueando o recesso frontoetmoidonasal (célula de Boyer), uma espinha frontal do maxilar superior desenvolvida (Figura 8.2), um osteoma, uma seqüela de fratura maxilofacial, entre outras.

O exame endoscópico também é indispensável. Novamente, pesquisa-se toda forma de modificação da mucosa, de secreção patológica de perturbação anatômica.

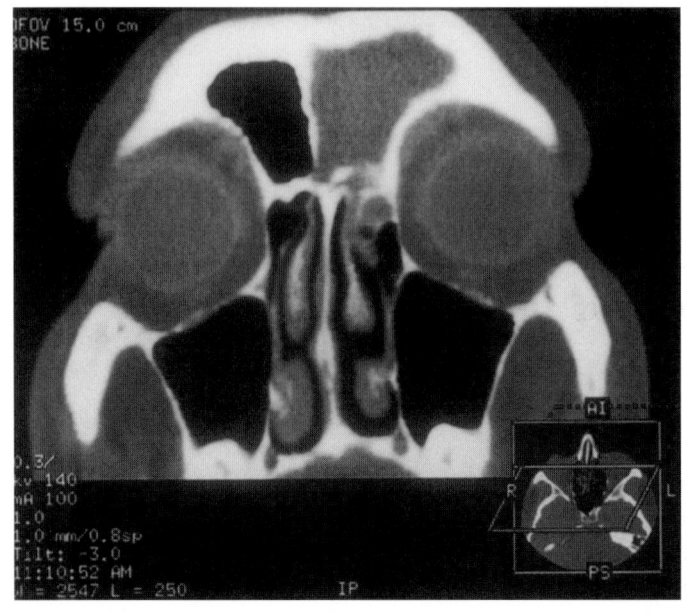

Figura 8.1: TC dos seios frontais – corte coronal. Sinusite frontal esquerda com afecção etmoidal anterior associada.

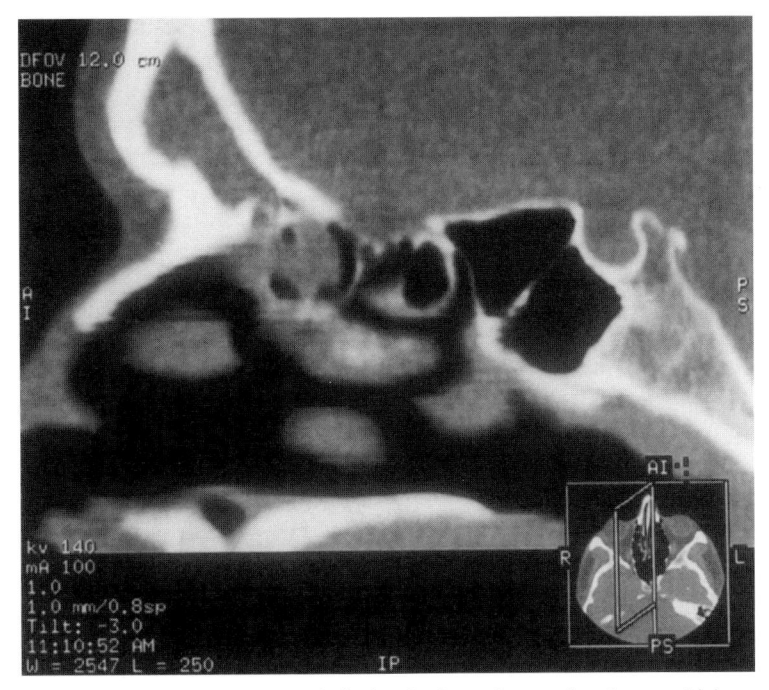

Figura 8.2: TC dos seios com reconstrução sagital. Sinusite frontal com afecção etmoidal anterior. A espinha frontal do maxilar superior está muito desenvolvida.

■ Tratamento da sinusite frontal recidivante

Tratamento clínico

A avaliação da sinusite frontal recidivante é essencialmente clínica. Tratam-se esses episódios de recidiva como uma sinusite aguda (ver acima). O tratamento do fator predisponente deverá ser efetivo: medidas antitabaco, prevenção da poluição, arranjo profissional (ventilação, máscara), mudança profissional se necessário e possível. A alergia, se estiver presente, deverá ser tratada e prevenida pelos meios apropriados.

Tratamento cirúrgico

Em caso de fracasso de tratamentos médicos e se os episódios de sinusite frontal recidivante forem freqüentes, é preciso considerar uma cirurgia sinusal funcional. Seu objetivo é favorecer a ventilação e a drenagem do(s) seio(s) frontal(ais) e evitar a obstrução desse(s) seio(s) após cada episódio de inflamação da mucosa nasal. A cirurgia será detalhada mais adiante. Podem-se enumerar os gestos cirúrgicos úteis: septoplastia se o septo bloqueia o bom funcionamento do meato médio, correção de uma anomalia do corneto médio (uma concha bolhosa particularmente), eminência etmoidal anterior (Draf I), frontomeaticotomia endonasal (Draf II). Uma cirurgia mais extensa (Draf III ou exclusão sinusal) é inadequada em caso de sinusite frontal recidivante.

AVALIAÇÃO DE UMA SINUSITE FRONTAL CRÔNICA

Se a definição da sinusite frontal crônica é um pouco vaga, pode-se admitir que uma sinusite frontal de mais de três semanas que não responde a um tratamento clínico bem conduzido é considerada crônica. Na grande maioria dos casos, ela está associada a uma patologia do etmóide anterior ou a uma pansinusite. A sinusite frontal crônica isolada é rara. Podemos encontrá-la em determinadas situações de bloqueio do desfiladeiro frontoetmoidal (pós-traumático, iatrogênico, tumoral, anatômico). Uma sinusite frontal isolada evolui muitas vezes para uma mucocele.

■ Exame clínico

A sinusite frontal crônica se apresenta de maneiras muito diversas. Na mais freqüente, o paciente apresenta vagas cefaléias frontais, mais raramente cefaléias verdadeiras que levam a internações e a dores ligadas à mudança de altitude. O escoamento posterior crônico é clássico. A obstrução nasal não está sempre presente. A hiposmia manifesta uma afecção mucosa difusa. Os sinais oftalmológicos são raros mas levam à suspeita de uma fístula ou uma mucocele. Os sinais clínicos a distância são às vezes os únicos a se manifestarem: otite, obstrução tubárea, bronquite, pneumonia e, em determinadas situações graves e excepcionais, manifestações intracerebrais, osteomielites.

■ Exame endoscópico

A rinoscopia é muito instrutiva. Ela manifesta inflamação do meato médio muitas vezes presente (edema, pólipos, pus). Ela confirma as malformações suspeitadas na TC. Ela permite, se for o caso, fazer uma biopsia ou uma cultura bacteriológica dirigida (Figura 8.3).

■ Exame radiológico

A TC permite fazer o diagnóstico de sinusite frontal. A presença de um espessamento mucoso, de uma opacidade completa ou de um nível no interior do seio frontal manifesta uma patologia inflamatória crônica. Pesquisa-se uma afecção dos outros seios. Uma atenção parti-

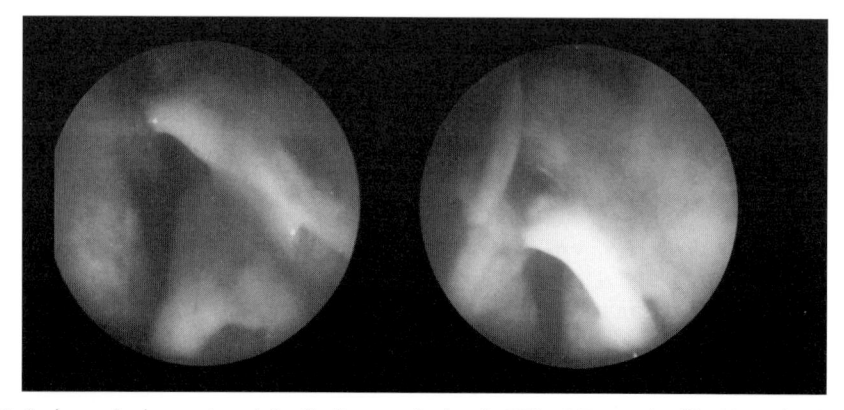

Figura 8.3: Endoscopia do meato médio direito com óptica de 25° e 2,7 mm de diâmetro. Sinusite frontal direita. Corrimento purulento que vem do sulco frontal e passa acima da bolha etmoidal. À direita, visão afastada, à esquerda visão mais aproximada.

cular é sempre dada às malformações anatômicas favoráveis. O estado da tábua interna do seio frontal e de sua parede comum com a órbita é bem estudado (erosão, deiscência, mucocele). Em caso de suspeita de complicação, é preciso pedir aos radiologistas que façam um estudo tomográfico do crânio e intra-orbitário (coleção subdural, abscesso) e às vezes cintilográfico (osteíte frontal).

■ Tratamento da sinusite frontal crônica

Tratamento clínico

A cronicidade da sinusite não leva à indicação cirúrgica imediata. Os tratamentos clínicos da sinusite frontal crônica compreendem uma antibioticoterapia orientada pelo resultado da cultura das secreções colhidas sob orientação endoscópica. Na ausência de coletas, o antibiótico é escolhido com um espectro amplo uma boa difusão óssea, e associações são freqüentemente utilizadas (amoxicilina–ácido clavulânico, quirolonas). Nem sempre o fracasso de vários tratamento clínicos bem conduzidos leva a uma drenagem cirúrgica.

Tratamento cirúrgico

É evidentemente para as sinusites frontais crônicas que encontramos a maioria das indicações cirúrgicas. As diferentes técnicas operatórias são descritas mais adiante. Podem ser resumidas assim as diferentes indicações cirúrgicas:

- *punção de Beck e* clou *de Lemoyne:* eles são insuficientes para tratar um problema crônico. Eles são às vezes úteis para ajudar na cirurgia endonasal e para tratar temporariamente um paciente internado com sinusite frontal crônica;
- *eminência etmoidal anterior (Draf I):* raramente é suficiente para tratar uma sinusite frontal crônica;
- *frontomeaticotomia (Draf II):* trata-se da cirurgia de escolha para o tratamento da sinusite frontal crônica. Ela permite, na maioria dos casos, criar uma comunicação suficiente entre o seio frontal e a cavidade etmoidal;
- *operação de Lothop (Draf III):* essa operação é reservada aos fracassos da frontomeaticotomia. A comunicação dos dois seios frontais elevando a parte alta ao interior do septo nasal permite para alguns, criar uma abertura suficiente [5,6];
- *exclusão sinusal:* em caso de fracasso da cirurgia funcional sinusal, é preciso decidir praticar uma cirurgia de exclusão por um acúmulo muitas vezes gorduroso;
- *cranialização:* ela é às vezes proposta em alternativa à exclusão.

ANATOMIA CIRÚRGICA DO SEIO FRONTAL

Sem examinar em detalhes a anatomia cirúrgica descrita por Agrifolio [7], lembramos os pontos essenciais. O seio frontal pneumatiza o osso frontal a partir do sulco frontal. Várias outras células podem adentrar o osso frontal (Figura 8.4). Nós as chamamos de bolhas frontais. Distinguimos a bolha anterior (ou célula frontal anterior), a bolha frontal posterior (ou célula órbito-frontal que tem sua origem no sulco frontal ou excepcionalmente no complexo bolhar), uma bolha externa que é a pneumatização frontal a partir de uma célula unciforme terminal (célula de Boyer). O desfiladeiro frontoetmoidonasal é delimitado anteriormente pelo osso maxilar e sua espinha frontal mais ou menos desenvolvida e posteriormente pela tábua interna do seio frontal separando o seio frontal e o endocrânio. Medialmente, é a inserção do corneto médio que delimita o desfiladeiro frontoetmoidonasal e lateralmente a parede orbitária. Para abordar cirurgicamente o seio frontal, é necessário, portanto, reconhecê-lo endoscópica e radiologicamente de maneira perfeita. É preciso observar todas as células etmoidais adjacentes, compreender as possibilidades, os limites e perigos de cada técnica operatória.

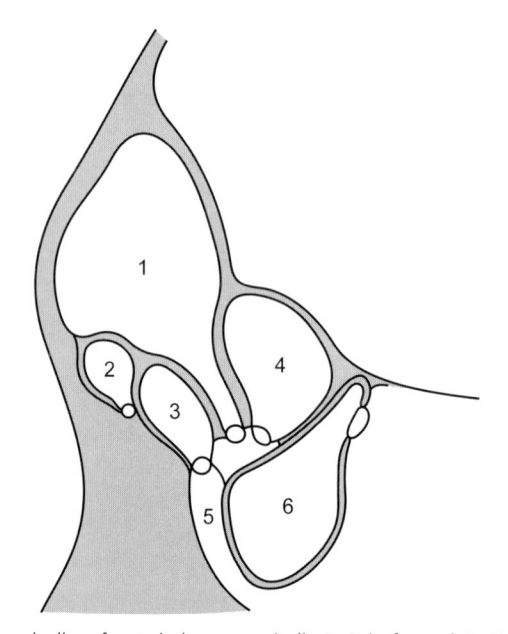

Figura 8.4: O seio frontal e as bolhas frontais (corte sagital). 1. Seio frontal. 2. Bolha frontal anterior. 3. Bolha frontal externa (célula unciforme terminal). 4. Bolha frontal posterior. 5. Sulco unciforme. 6. Bolha etmoidal.

CIRURGIA DO SEIO FRONTAL

Vários gestos cirúrgicos foram descritos, criticados, abandonados ou reatualizados durante o século XX. As vias externas foram as primeiras a ser indicadas para maior segurança antes do advento da cirurgia endoscópica. Elas oferecem uma melhor visão do campo operatório que a via endonasal sem óptica. Com o advento da cirurgia endoscópica, a via endonasal foi revalorizada e recentemente associada à assistência operatória por computador, a precisão e a segurança das intervenções foram ainda mais acentuadas. Várias técnicas operatórias são hoje disponíveis. Sem ter aqui a pretensão de suplantar um manual operatório [4,8], descrevemos sucintamente as diferentes intervenções. Não devemos esquecer que a cirurgia do seio frontal por via endonasal é considerada difícil e potencialmente perigosa e justifica um aprendizado longo e rigoroso. Determinados procedimentos simples podem ser realizados sob anestesia local. A maioria dos autores recomenda, em função do conforto, tanto para o paciente como para o operador, uma anestesia geral para as intervenções longas e complicadas.

■ Trepanopunção do seio frontal (punção de Beck)

A intervenção é simples. Ela se faz por uma incisão curta de 1 cm na raiz da sobrancelha. Um alargamento da tábua externa no mínimo de 3,3 mm de diâmetro é realizado. Ele deixa passar uma cânula de sinusoscopia e por ela uma óptica de 2,7 mm de diâmetro.

As indicações são as seguintes:

- drenagem de uma sinusite frontal aguda ou recidivante que não cura com tratamento conservador. Ela permite deixar um dreno para lavagem até a cura do seio;
- abordar *a minima* por via externa do seio frontal no momento de uma cirurgia endonasal para precisar o diagnóstico endoscópico e ajudar a localizar o desfiladeiro fronto-etmoidonasal.

Na França, utiliza-se muito a técnica do *clou* de Lemoyne que permite uma lavagem do seio mas não permite uma sinusoscopia frontal ou uma manobra instrumental intra-sinusal.

■ Drenagem sinusal frontal por via endonasal

É a operação de escolha para o tratamento cirúrgico da sinusite frontal. Ela é essencialmente realizada sob a orientação de endoscópios. Alguns autores associam também o uso do microscópio cirúrgico. Várias técnicas são propostas. Draf as codificou bem e atualmente utiliza-se de bom grado sua classificação [6].

Eminência etmoidal anterior (Draf I) (Figura 8.5)

O princípio da intervenção é evidenciar o etmóide anterior que bloqueia a drenagem do seio frontal e que é muitas vezes a fonte da patologia frontal [3]. É preciso liberar o acesso ao sulco frontal sem tocar no próprio desfiladeiro frontoetmoidonasal. Essa atitude se justifica em caso de desfiladeiro muito grande e de óstio frontal espontaneamente bem visível e não patológico no momento da eminência etmoidal anterior. Ela é, portanto, indicada quando a patologia é essencialmente centrada no etmóide anterior. Para nós, essa intervenção é, na maioria dos casos, insuficiente em caso de sinusite frontal.

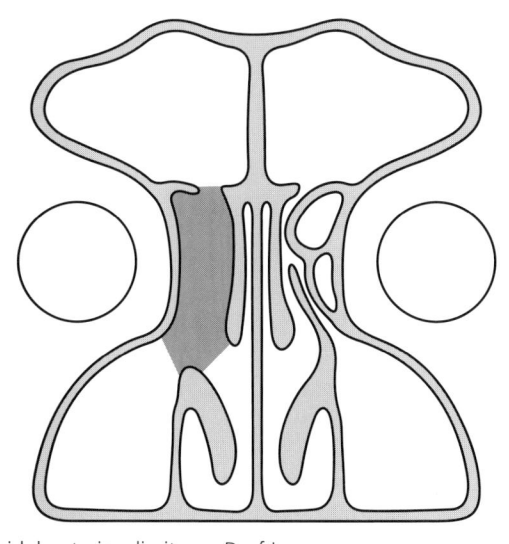

Figura 8.5: Eminência etmoidal anterior direita ou Draf I.

Frontomeaticotomia (Draf II) (Figura 8.6)

A intervenção de escolha para tratar a sinusite frontal crônica é a frontomeaticotomia ou Draf II [6]. Ela consiste em completar a eminência etmoidal anterior por uma abertura completa do desfiladeiro frontoetmoidonasal. É preciso aqui retirar totalmente a parte alta da apófise unciforme (a raiz seccionada do unciforme ou o "capuz unciforme") e as secções entre o seio frontal e as freqüentes bolhas frontais. Durante essa intervenção é preciso respeitar a mucosa sobre o contorno do desfiladeiro frontoetmoidonasal para evitar as complicações estenosantes pós-cirúrgicas. Se, apesar de tudo, este continuar estreito no final da intervenção, pode-se alargá-lo à custa da parede anterior, curetando ou abrindo a espinha frontal. Esse gesto continua, entretanto, perigoso e de acesso difícil por via endonasal.

Os resultados da frontomeaticotomia dão 79% de bons resultados segundo Draf [6]. Em uma série pessoal de 288 frontomeaticotomias, lastimamos 8 fracassos que necessitam de uma nova cirurgia [9].

Operação de Lothrop (Draf III) (Figura 8.7)

Lothrop descreveu no início do século uma intervenção de drenagem funcional dos seios frontais. Essa intervenção arrebata o conteúdo dos dois desfiladeiros frontoetmoidonasais como o septo interfrontal e a parte alta e anterior do septo nasal. Essa intervenção praticada por via mista por Lothrop foi reatualizada por Draf utilizando somente a via endonasal com a ajuda do microscópio e do endoscópio. Ela se destina, para os autores que a praticam, essencialmente aos fracassos da frontomeaticotomia. Se os primeiros resultados são estimulantes será preciso ainda esperar os resultados de longo prazo para se dar uma opinião mais precisa sobre essa intervenção que continua difícil e, às vezes, incompleta por via estritamente endonasal [5,6].

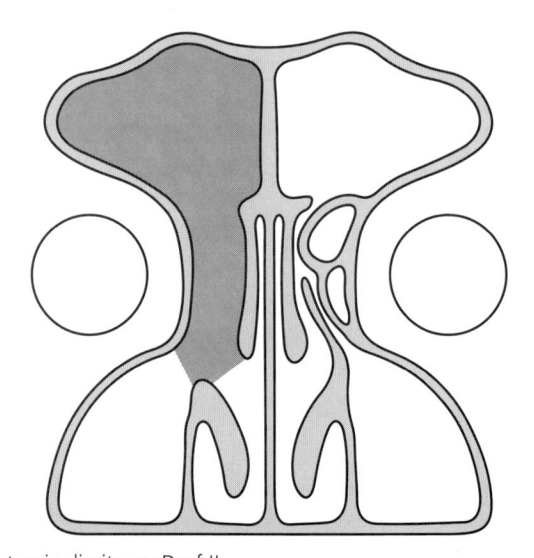

Figura 8.6: Frontomeaticotomia direita ou Draf II.

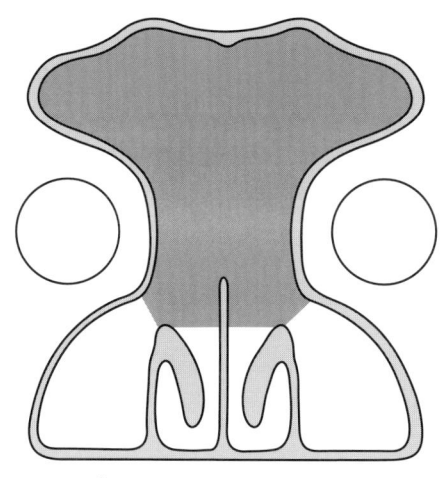

Figura 8.7: Operação de Lothrop ou Draf III.

■ Exclusão do seio frontal

Considerada por todos como a última solução para tratamento cirúrgico da sinusite frontal crônica, a exclusão do seio frontal se tornou muito rara graças à melhora das técnicas funcionais. No caso de fracasso dessas técnicas é preciso considerá-la. Ela é praticada por via bicoronal ou acima da sobrancelha. A gordura é o material de acúmulo mais freqüentemente recomendado, mais que a utilização de material sintético. O sucesso terapêutico é variavelmente apreciado, de 70% a 97% de bons resultados [10]. Mencionamos também por um lado a operação de Riedel por ablação da parede externa do seio frontal que não se pratica mais e por outro lado a cranialização por supressão da tábua interna. É uma técnica essencialmente utilizada em neurocirurgia quando há grandes traumatismos frontais.

■ Cirurgia funcional por via externa (operação de Lynch)

Técnica de escolha antes da era da cirurgia endoscópica, ela foi atualmente abandonada pela maioria dos autores. Nós censuramos a intervenção de Lynch de praticar uma repermeabilização do desfiladeiro frontoetmoidonasal suprimindo a parede óssea externa deste. Dessa maneira, favorecemos seu colapso pós-operatório. Em compensação, pode ser muito útil por via externa depositar uma pequena persiana frontal respeitando o quadro ósseo do recesso frontoetmoidonasal. Por vias externa e endonasal, é interessante nos casos difíceis colocar um *stent* se necessário e, para o cirurgião pouco treinado, abordar com mais segurança a cirurgia funcional do seio frontal. Enfim, ainda encontramos defensores da via externa com o fragmento de Sewall-Boyden [11].

■ Cuidados pós-operatórios

Os cuidados pós-operatórios depois de uma cirurgia funcional do seio frontal são muito importantes. Como por toda parte no organismo, um orifício criado cirurgicamente tem tendência a se fechar novamente. É preciso livrá-lo periodicamente das crostas, coágulos e fibrinas excessivas e aplicar anti-sépticos e esteróides localmente para diminuir as granulações. Será que a mitomicina será útil um dia? As experiências clínicas ainda não permitem dizer [12]. Os cuidados ocorrerão em geral com uma semana de intervalo durante no mínimo três semanas, mas muitas vezes por mais tempo. Existe uma controvérsia entre a necessidade de deixar um *stent* ou não dentro do recesso frontoetmoidonasal. Os partidários do *stent* demonstraram a utilidade deste [13]. Os opositores pensam que o *stent* em si impede uma boa epitelialização. Nós, entretanto, evitamos o *stent* em primeiro lugar e o utilizamos de bom grado para as cirurgias revisionais.

Bibliografia

[1] Terrier G. Rhinosinusal endoscopy: diagnosis and surgery. *Zambon Group, Bresso* (Milano), 1991.
[2] Rouvier P *et al*. Sinusites frontales. *Encyclopédie Médico-Chirurgicale* (Paris) 1991:20430D10.
[3] Friedrich JP. Sinusites antérieures: indications et résultats de la chirurgie endoscopique. *Acta Oto-Rhino-Laryngologica* (Belg) 1992;*46*:325-329.
[4] Stammberger H. *Functional endoscopic sinus surgery*. BC Decker, Philadelphia, 1991.
[5] Gross CW *et al*. Follow-up of University of Virginia experience with the modified Lothrop procedure. *Am J Rhinology* 1997;*11(1)*:49-57.
[6] Weber R, Draf W *et al*. Long term results of endonasal frontal sinus surgery. *HNO* 1996;*44(9)*:503-509.
[7] Agrifoglio A, Terrier G, Duvoisin B. Etude anatomique de l'ethmoïde antérieur. *Ann Oto-Laryngol* (Paris) 1990;*107*:249-258.
[8] Klossek JM, Fontanel JP, Dessi P, Serrano E. *Chirurgie endoscopique sous guidage endoscopique*, Masson, Paris, 1995.
[9] Friedrich JP. Echecs de la chirurgie fonctionnelle de la sinusite frontale. Communication a la 82e assemblée de printemps de la Société suisse ORL, 1995.
[10] Weber R, Draf W *et al*. Obliteration of the frontal sinus. State of the art and reflection on new materials. *Rhinology* 1999;*37(I)*:1-15.
[11] Dedo HH, Broberg TG, Murr AH. Fronto-ethmoidectomy with Seewall-Boyden reconstruction: alive and well, a 25-year experience. *Am J Rhinology* 1998;*12(3)*:191-198.
[12] Ingrams DC *et al*. Sinus surgery: does Mitomycin C reduce stenosis? *Laryngoscope* 1998;*108*:883-886.
[13] Amble Fr. *et al*. Nasofrontal duct reconstruction with Silicone rubber sheeting for inflammatory frontal sinus disease: analysis of 164 cases. *Laryngoscope* 1996;*106(7)*:809-815.

9

SINUSITES DE ORIGEM DENTÁRIA: COMO IDENTIFICÁ-LAS?

CH.WANG, R. JANKOWSKI

O seio maxilar é para o odontologista uma entidade anatômica conhecida mas extremamente temível durante as cirurgias realizadas nos dentes antrais.

Cada um sabe que essa cavidade sinusal, a mais importante da face, tem um volume variável e que este não tem relação com a estatura e o tipo morfológico do paciente. Este varia de 2 a 25 cm^3, com média 12 cm^3.

O seio maxilar nasce da evaginação da mucosa pituitária do meato médio das fossas nasais para o interior do osso maxilar. Ele aparece desde o quarto mês da vida intra-uterina, seu crescimento está subordinado ao desenvolvimento do osso maxilar e dos dentes, mas ele só se tornará visível nas radiografias simples aos quatro anos de idade. Ele só atinge sua forma definitiva no final da dentição permanente, o que é observado geralmente aos 15 anos. Na erupção desses últimos, ele toma então sua forma definitiva (Figura 9-1).

As patologias ligadas aos dentes antrais representam aproximadamente 40% das etiologias das sinusites maxilares. Os dentes antrais são:

- os primeiros molares (dentes dos 6 anos: 16-26);
- os segundos pré-molares (15-25);
- os segundos molares (dentes dos 12 anos: 17-27);
- os primeiros pré-molares (14-24);
- os dentes do ciso (18-28);
- todos os dentes inclusos da arcada maxilar (canino até ciso) sem esquecer os dentes supranumerários e outras massas odontogênicas.

O desenvolvimento sinusal é um processo dinâmico ativo que participa da criação das "câmaras" sinusais e da formação das dimensões do maxilar. Compreende-se, por essas razões, que não existe sinusite maxilar de origem dentária antes dos 6 anos de idade. A sinergia evolutiva maxilodentária permite a cada germe dentário encontrar seu lugar na arcada e realizar o equilíbrio estático e dinâmico do articulado dentário.

A anatomia descritiva do seio maxilar permite compreender bem os riscos expostos pelo odontologista no momento dos procedimentos cirúrgicos. Sua situação intra-orbitária, acima do platô palatino-dentário e sua forma piramidal (copiada sobre aquela do osso maxilar) nos fazem descrever uma cúpula com base no osso maxilar, uma borda inferior e quatro paredes. Apenas três elementos nos interessam para as patologias dentário-sinusais:

1 ano

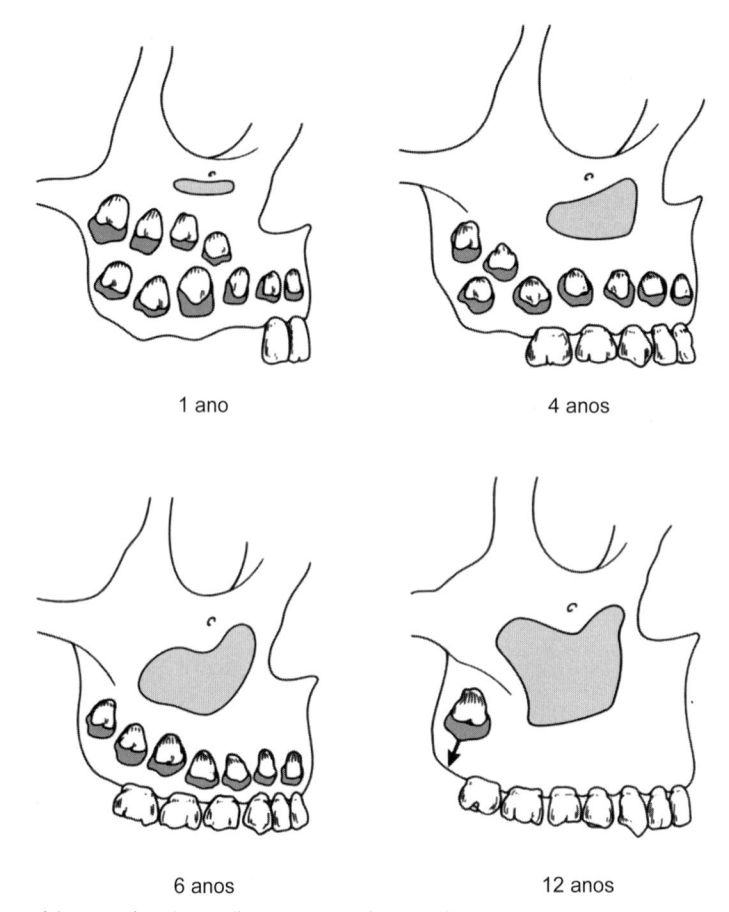

4 anos

6 anos

12 anos

Figura 9.1: Desenvolvimento do seio maxilar e erupção dentária (Legent F, Perlemuter L, Vandenbrouck C) [1].

- *parede anterior:* jugal, via clássica de abordagem cirúrgica para a intervenção de Cadwell Luc pela fossa canina. Nessa parede convexa, muito delgada e de fácil acesso, caminha o canal dentário anterior e superior, essa entidade nervosa explica as seqüelas pós-operatórias que o fazem preferir atualmente uma abordagem cirúrgica endossinusal por via nasal com meatotomia média;
- *parede póstero-inferior:* responde em parte à região pterigomaxilar; contribui para a formação da tuberosidade maxilar. Na sua espessura passam os nervos dentários posteriores e contém o germe do dente do ciso, depois este na sua posição de inclusão na idade adulta (após 21 anos);
- *borda inferior:* corresponde ao assoalho do seio. É o ponto mais inclinado do seio maxilar, descendente em geral embaixo do assoalho das fossas nasais. É igualmente o ponto de estagnação das secreções e supurações de origem sinusal. É sobretudo por seu intermédio que se fazem as relações dentossinusais. Os ápices podem formar "saliência" nessa base. No máximo, o osso esponjoso alveolar é descente e a mucosa se encontra então em contato com o ápice. Um estudo anatômico, sobre crânio seco e por transluminação, mostra a espessura óssea fraca que explica a fragilidade dessa zona e a implicação iatrogênica dos tratamentos endodônticos.

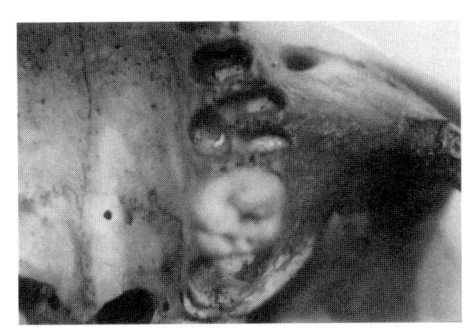

Figura 9.2: Crânio seco: fraqueza óssea entre osso alveolar periapical e assoalho do seio (dissecção: Larras e Bucher) [2].

DENTES SINUSAIS

Define-se por "dente sinusal" todo dente que, em conseqüência de uma cárie, pode ocasionar por continuidade ou contigüidade uma infecção do seio maxilar subjacente [3]. Existem dentes sinusais constantes e assim quaisquer que sejam o tamanho e o volume do seio, eles apresentam relações de contigüidade com este (Figura 9-2). Paralelamente, denomina-se de dentes sinusais inconstantes aqueles os que – quando os seios são muito desenvolvidos – podem ser a origem de uma infecção deste:

- *constantes:* primeiro molar, segundo pré-molar e segundo molar. Notemos que o papel do dente de seis anos é preponderante na etiologia das afecções sinusais. Ele representa o pilar da arcada maxilar. É reconhecido que, de todos os dentes permanentes, é ele o mais exposto à cárie e portanto à infecção, por ordem de seu período de surgimento na boca (na idade de seis anos), mas também por ordem de seu papel importante na mastigação e sua difícil conservação na higiene dentária das crianças, até mesmo dos adultos (Figura 9-3);

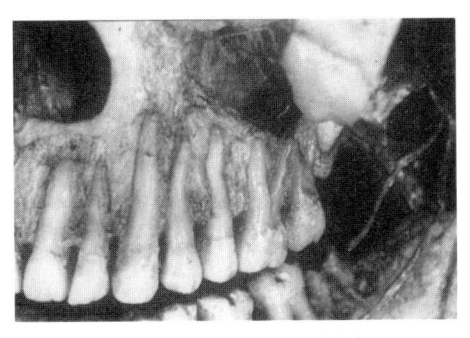

Figura 9.3: Relações dentossinusais (dissecção: Larras e Bucher) [2].

- *inconstantes:* o primeiro pré-molar e o dente do ciso. O fato de que o dente do ciso seja objeto de discussão parece depender tanto da sua situação quanto da sua dificuldade de tratamento. É raro que o canino esteja em relação direta com o assoalho do seio. Mais freqüentemente seu ápice, se o seio for volumoso, nivelará o assoalho ou pelo menos a borda interna. Entretanto, lembremos que um canino ou um outro dente, até mesmo uma massa de origem dentária, mantidos em inclusão, podem se encontrar em relação direta com um seio de volume normal.

IMPORTÂNCIA E PAPEL DO FORAME APICAL

No âmbito do tratamento das patologias que afetam o periápice, os autores modernos admitem que o fechamento canalicular total por uma substância obturadora é uma condição essencial do tratamento curativo. Mas é preciso saber contudo que um único canal situado no eixo terminal da raiz é raríssimo. Paralelamente, a anatomia radicular é extremamente complexa, em particular devido aos canais laterais e das bifurcações apicais.

As numerosas variações anatômicas dos canais foram descritas assim por Evenot [4] (Figura 9-4).

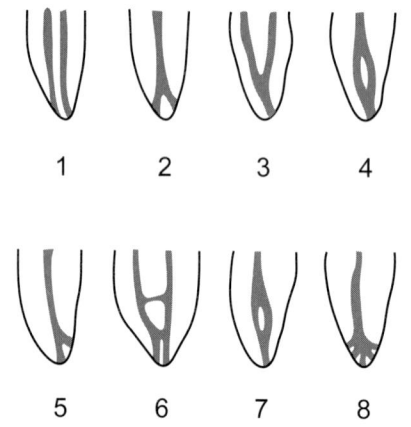

1. Canais paralelos ao principal
2. Canais bifurcados
3. Canais fusionados
4. Canais bifurcados e fusionados
5. Canais oblíquos
6. Canais intercalare
7. Canais recorrentes; 8. Delta apical.

Figura 9.4: Variações anatômicas dos canais (Evenot) [4].

RELAÇÕES DENTES-SEIO

A espessura média da divisão interápico-antral foi calculada por Von Bondsdoff [5] em milímetro:

- *segundo molar:* 1,3;
- *terceiro molar:* 2,3;
- *primeiro molar:* 2,6;
- *segundo pré-molar:* 2,9;
- *canino:* 7,1;
- *primeiro pré-molar:* 7,5.

Esse estudo é interessante porque as espessuras ósseas entre ápice e assoalho do seio não são representativas dos riscos clínicos reais que permitiram classificar os dentes antrais em função do risco das patologias geradas pelos tratamentos odontológicos.

Todo mundo está consciente que mais do que as relações anatômicas normais são as variações individuais que favorecem os acidentes no nível do seio maxilar. De fato, um seio procidente pode enviar um prolongamento entre duas raízes. Nos outros casos, existe uma forte lâmina óssea entre o ápice e o assoalho. Os prolongamentos são em geral vestibulares ou palatinos. Eles podem ser inter-radiculares no nível dos dentes multirradiculados. Esses fatos anatômicos são importantes de se conhecer, porque eles explicam os aspectos errôneos dos exames radiográficos. A radiografia continua sendo um método de projeção e a imagem de uma raiz pode figurar sobre aquela da cavidade sinusal ainda que exista entre as duas uma lâmina óssea mais ou menos espessa.

Sabe-se que a extração precoce de um dente de seis anos (primeiro molar) pode trazer uma queda do assoalho do seio, que tende a descer no nível do alvéolo desabitado.

O osso que separa as raízes dentárias do assoalho não é um osso compacto impermeável, mas perfurado por uma infinidade de pequenas passagens estreitas extremamente fechadas formando a "peneira alveolar". Em todos esses túneis passam ramificações vasculonervosas (Figura 9-5). Os elementos microbianos têm, portanto, toda facilidade para passar da extremidade apical no seio mesmo quando os dois órgãos não são contíguos.

As relações anatômicas são um pouco modificadas nos edentados para que a queda das cristas alveolares provoque uma aproximação perigosa do assoalho do seio. Sem falar dos casos em que a descoberta de um dente incluso ou de uma raiz residual explica os fenômenos patológicos aparentemente sinusais.

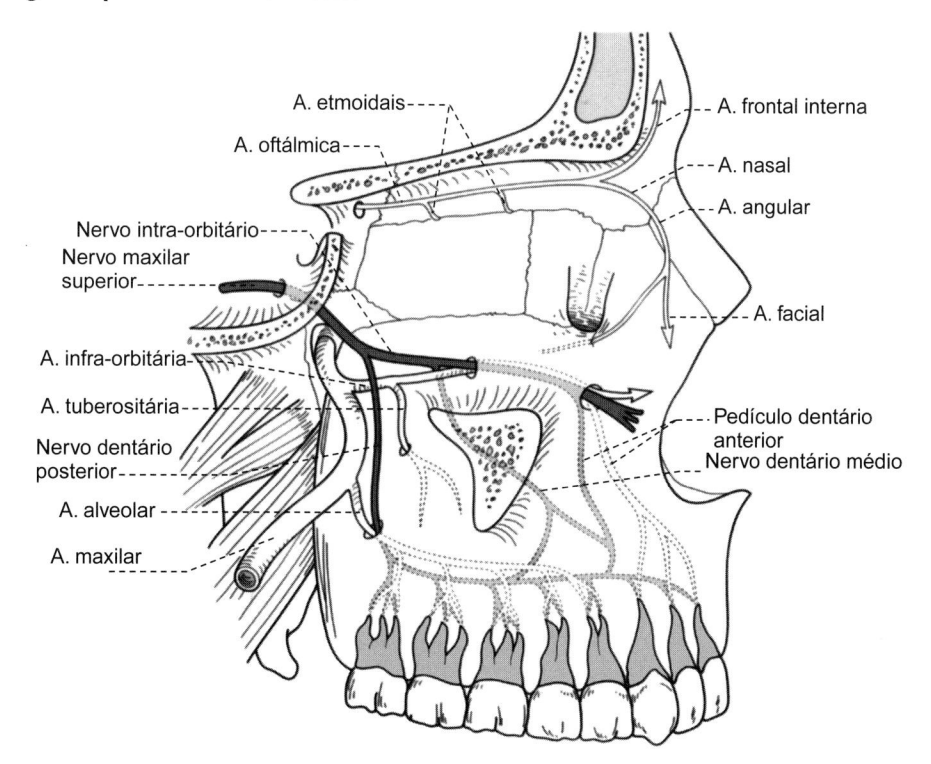

Figura 9.5: Canais vasculares e nervosos (Legent, Perlemuter, Vandenbrouk) [1].

Uma grande parte da patologia sinusal é devido a uma origem dentária. O conhecimento da vascularização e da inervação do maxilar permite compreender e sobretudo buscar essas etiologias odontológicas que podem necessitar de exames complementares tipo radiografias retroalveolares.

ETIOPATOGENIA

As etiologias bucodentárias são conhecidas e bem classificadas:

- inflamação aguda do periápice (seguido de uma necrose pulpar, asséptica depois séptica) de um dente antral depois de uma cárie, de um tratamento odontológico, de um traumatismo unitário ou repetitivo, até mesmo de um ato iatrogênico;
- inflamação crônica: granuloma ou cisto apical. Colocado em evidência no discurso de um ataque infeccioso (Figuras 9.10 e 9.11);
- cisto residual após avulsão dentária;
- raiz residual com ou sem patologia cística associada (Figuras 9.12 e 9.13);
- dentes inclusos ou em reinclusão;
- muito raramente pode-se tratar de uma bolsa parodontal profunda que acomete o ápice com ou sem reação pulpar;
- incidentes ou acidentes no decorrer do tratamento ou de avulsões dentárias (Figuras 9.6, 9.7 e 9.8);
- ultrapassagem de pasta de obturação canalicular sob a mucosa sinusal ou no seio. Essas patologias têm tendência a desaparecer depois dos tratamentos endodônticos por fechamento de *cones de guta-percha* e as técnicas de condensação lateral e vertical no local da obturação de canal com a ajuda de um lentual (princípio do parafuso sem fim);
- projeção de todo ou parte de um dente, de um germe, de uma raiz no seio seguido de um movimento incontrolado no decorrer de uma extração, de uma secção do ápice no quadro de uma curetagem periapical (Figura 9.7);
- comunicação bucossinusal: após avulsão, curetagem de um granuloma ou de um cisto, perfuração instrumental (Figura 9.9).

DIAGNÓSTICO

A origem dentária de uma sinusite foi a primeira causa reconhecida já que Runge, desde 1750, preconizava nas supurações crônicas do nariz e do seio extrair o(s) dente(s) patológico(s) e drenar o seio maxilar por via alveolar.

As sinusites maxilares de origem dentária são freqüentes. Elas se singularizam das sinusites de origem nasal por:

- seu caráter monomórfico;
- a unilateralidade;
- a instalação geralmente progressiva resultante da extensão da infecção de etiologia dentária.

Diante de uma sinusite da qual se pode suspeitar ser de etiologia dentária, o médico deve, em primeiro lugar, controlar a vitalidade dos dentes sinusais pelos testes térmicos e elétricos:

- resposta positiva aos testes elétricos e ao frio = dente pulposo;
- resposta positiva ao calor e acalmada pelo frio = dente necrosado de orientação séptica.

■ Diagnóstico positivo

Sinais de apelo

É mais freqüentemente no adulto de idade média que se observa uma sinusite unilateral caracterizada por um corrimento nasal purulento, fétido, unilateral, intermitente muitas vezes

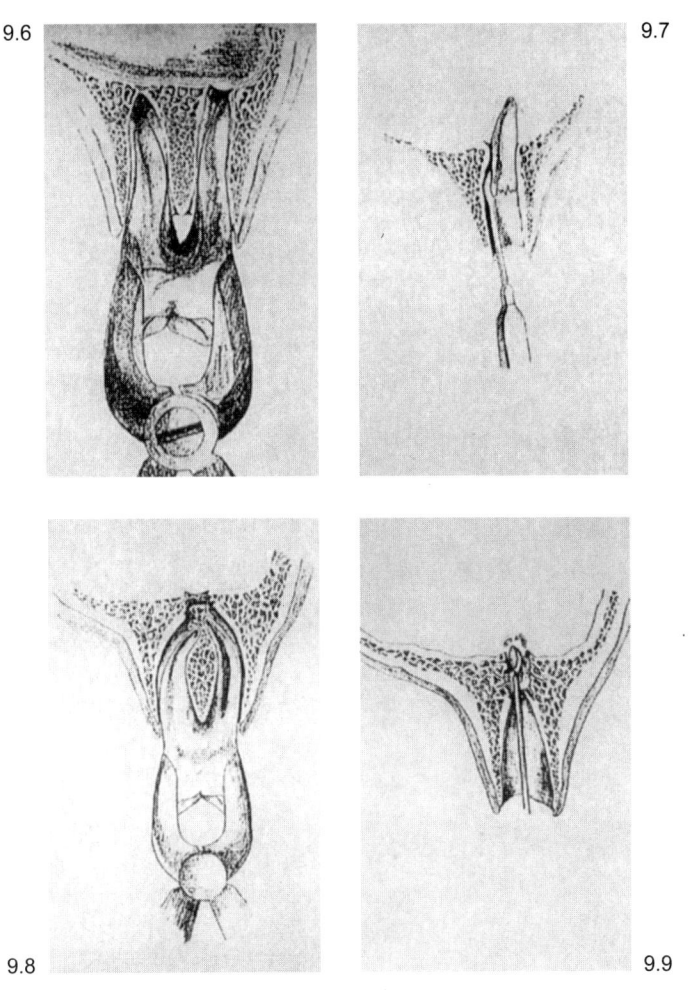

Figura 9.6: Extração sem traumatismo de um dente sinusal.
Figura 9.7: Retomada de uma raiz no seio.
Figura 9.8: Extração traumática de um dente próximo do assoalho sinusal.
Figura 9.9: Exérese de um cisto tendo retomado o assoalho do seio. Curetagem apoiada por um foco infeccioso.

mais abundante pela manhã ou após determinadas mudanças de posição. Essa rinorréia crônica pode ser entremeada por ataques agudos.

Os sinais associados são menos específicos:

- dores moderadas, unilaterais de localização maxilar de irradiações diversas habitualmente fronto-orbitárias, mais intensas nos ataques;
- episódios febris;
- astenia crônica;
- nos períodos de calma relativa, o corrimento pode se reduzir a um simples corrimento posterior que se manifesta por uma expectoração purulenta, uma tosse rebelde noturna, matinal ou uma simples bronquite crônica.

Mais raramente, a sinusite se manifesta sob o modo agudo:
- sinusite aguda verdadeira, rara, no decorrer de um acidente de desmodontite apical aguda verdadeira de um dente antral;
- empiema sinusal por ruptura no seio maxilar de um cisto paradentário adjacente supurado. A inundação sinusal se manifesta por uma rinorréia brutal, muito abundante que alivia rapidamente o paciente.

Sinais de exame

A rinoscopia anterior coloca em evidência o pus no nível do meato médio e um edema da mucosa nasal.

O exame radiológico em incidência de Blondeau ou de Waters (Blondeau normalizado a 45°), que pode ser obtido rapidamente e revela uma opacidade maxilar unilateral com ou sem nível líquido. As imagens serão, se necessário, complementadas por um exame tomográfico.

■ Formas clínicas particulares

Duas formas particulares merecem ser individualizadas.

Aspergilose sinusal

Pode ser uma complicação de um tratamento de canal com entrada da pasta de obturação dentro do seio maxilar. O achado radiológico de um retorcido de pasta dentária (e não de amálgama) no interior da opacidade sinusal é muito sugestivo. Observa-se uma lise óssea depois de um determinado tempo de evolução.

O paciente pode ignorar esse incidente ou tê-lo esquecido. A pasta dentária permanece assintomática pelo menos 12 a 18 meses. Beck-Mannagetta [6], em uma série de 34 aspergiloses nasossinusais, mostra que elas aparecem entre 2 a 180 meses antes da cirurgia sinusal com uma média de 72 meses (Figuras 9.10 a 9.13).

Sinusite após extração dentária

Ela resulta do evento de um ápice, de uma raiz, de um germe, de um dente no seio ou da criação de uma comunicação bucossinusal (Figuras 9.7, 9.8 e 9.9).

■ Patologia dentária de origem sinusal

Se as afecções sinusais com provável etiologia dentária são muito freqüentes, a patologia dentária de origem sinusal é observada igualmente com muita freqüência. É assim que se encontram as odontalgias, as afecções da sensibilidade e da vitalidade dentária ligadas às lesões sinusais. Estas podem ser:
- *inflamatórias:* as sinusites maxilares agudas, que são geralmente de origem nasal, acompanham-se em geral de algias dentárias. As dores são espontâneas, permanentes, pulsáteis, evocando a pulpite aguda, ou exacerbadas pelo menor contato, lembrando então o quadro da desmodontite. As dores se localizam várias vezes ao nível de diversos dentes e no momento do exame estomatológico motivado pelas odontalgias, nenhuma anomalia dentária é encontrada. O exame radiológico coloca em evidência uma opacidade sinusal característica;
- *tumorais:* as odontalgias podem ser o sinal precoce de um câncer da infra-estrutura maxilar. Aqui, também, as algias surgem nos dentes sem lesão aparente e a existência

9.10

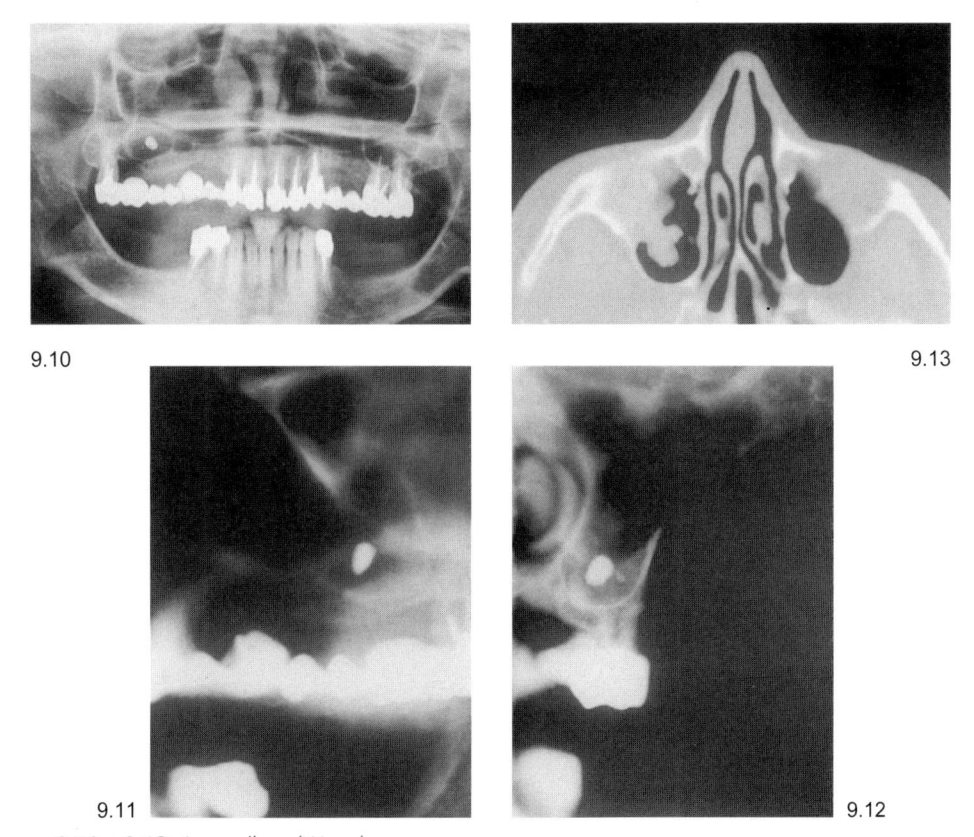

9.13

9.11

9.12

Figuras 9.10 a 9.13: Aspergilose (Wang).

de um seio velado ao raio X em incidência de Blondeau deve incitar o médico a acompanhar os exames subsidiários, principalmente um exame de tomografia computadorizada. Além das odontalgias, uma mobilidade dentária ou uma tumefação da gengiva são também às vezes reveladoras de um tumor maligno da infra-estrutura maxilar. Lembremos que os cânceres da meso ou da supra-estrutura maxilar ocasionam às vezes problemas neurológicos com hipoestesia ou com anestesia dos ramos do nervo maxilar (infra-orbitário, mas também dentário superior, anterior, médio, posterior);

- *traumáticas:* as abordagens cirúrgicas do seio maxilar pela fossa canina sacrificam às vezes os nervos dentários superiores (anterior e médio). Daí resulta às vezes uma anestesia dos dentes correspondentes com sensação de "dentes de madeira". O nervo dentário posterior pode ser lesado no decorrer da curetagem do seio já que o nervo é deiscente no nível da parede posterior do seio maxilar. Da mesma maneira, o ápice dos dentes antrais é, às vezes, traumatizado no momento da curetagem do assoalho sinusal, resultando em risco de necrose pulpar após uma intervenção tipo Caldwell-Luc.

■ **Diagnóstico diferencial**

O diagnóstico pode ser feito através de exame clínico:
- até a idade de 5-6 anos, por ordem da ausência de seio maxilar verdadeiro, uma tumefação palatojugal, confirmada por uma imagem radiopaca do maxilar, deve orientar nosso diagnóstico sobre uma osteomielite aguda do maxilar;

- algias faciais:
  - glaucoma agudo com dores oftálmicas,
  - algias dentárias do tipo pulpite, necrose séptica, celulite perimaxilar, SADAM (pterigóide lateral) ...
  - algias vasculares da face,
  - algias pós-operatórias e pós-traumáticas.

Pode-se igualmente fazer o diagnóstico por exames radiológicos:
- cisto de origem dentária e cisto da base (Figura 9.14);
- polipose;
- mucocele;
- tumor maligno do seio maxilar geralmente diagnosticado sobre um quadro de sinusite crônica com dores rebeldes, secreção sanguinolenta, mobilidade dentária sem, no entanto, apresentar cárie e uma lise óssea visualizada pelo exame de *scanner*.

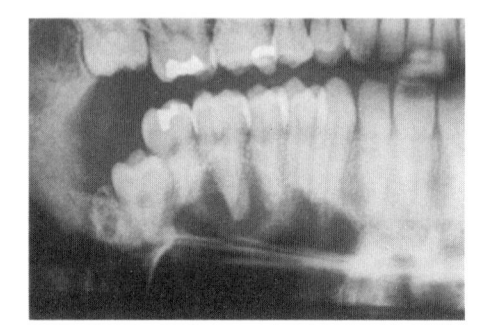

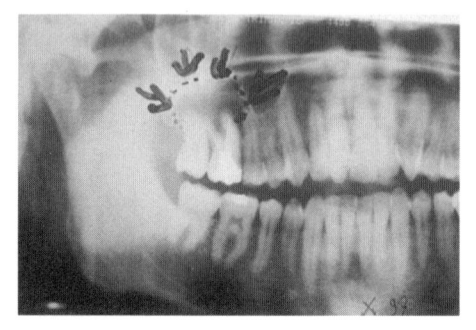

9.14

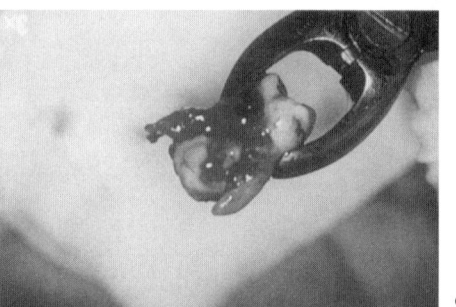

9.15

9.16

Figura 9.14: Cisto da base. Os dentes antrais são pulpados (Wang).
Figura 9.15: Cisto intra-sinusal de origem dentária [16] (Wang).
Figura 9.16: Avulsão de 16 com cisto inter-radicular (Wang).

TRATAMENTOS

O tratamento será sempre sintomático e irá de eliminação radical do dente até sua conservação por tratamentos endodônticos e por cirurgia do periápice.

■ Dentário radical

Trata-se de proceder a:

- avulsão do(s) dente(s) ou raiz(es) residual(ais) (Figuras 9.16, 9.17 e 9.18);
- avulsão e curetagem das lesões apicais (granuloma ou cisto (Figura 9-15);
- avulsão cirúrgica de dente incluso;
- curetagem de cisto residual;
- fechamento das CBS (comunicações bucossinusais) (Figura 9.21):
  - imediato por cirurgia clássica e criação de uma goteira extemporânea de silicone pesado (Figura 9.19),
  - retardado com utilização da massa adiposa da face (Figura 9.20).

■ Dentário conservador

Trata-se de proceder:
- ao tratamento endodôntico ou à retomada desse tratamento com obturação endodôntica por condensação de guta;
- à curetagem de lesões apicais com ressecção do ápice; é preciso sempre retomar o tratamento da raiz a fim de assegurar a impermeabilidade da mesma, especialmente no nível de nossa secção que é a condição principal para assegurar a perenidade de nossa terapêutica (Figuras 9.22 e 9.23).

■ Sinusais

Trata-se de proceder:
- ao fechamento das CBS (Figura 9.21):

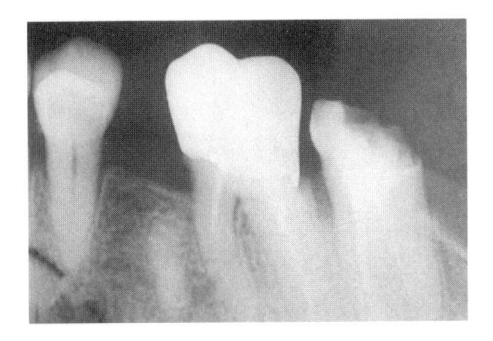

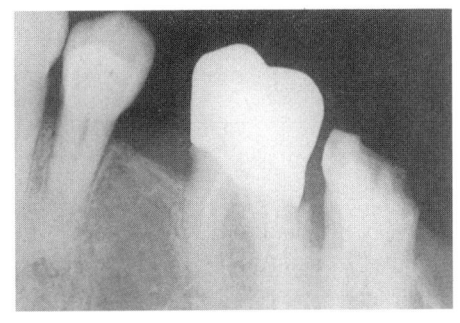

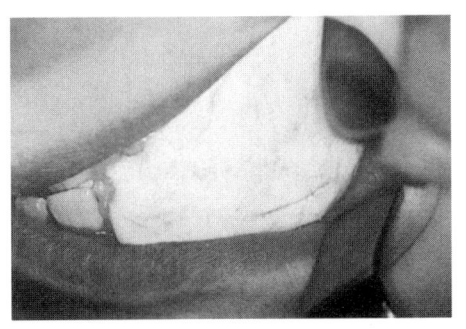

Figura 9.17: Raiz residual. Algias sinusais (Wang).
Figura 9.18: Controle de 15 dias. Desaparecimento das sinusais (Wang).
Figura 9.19: Goteira de silicone (Wang).

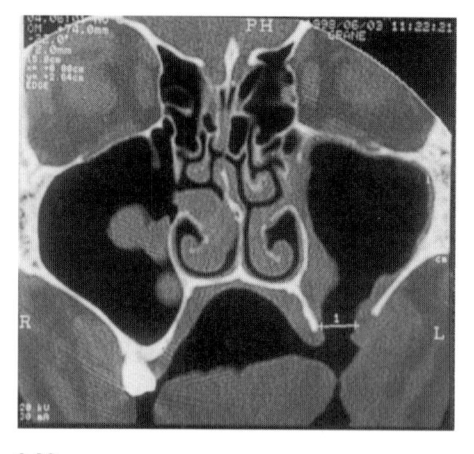

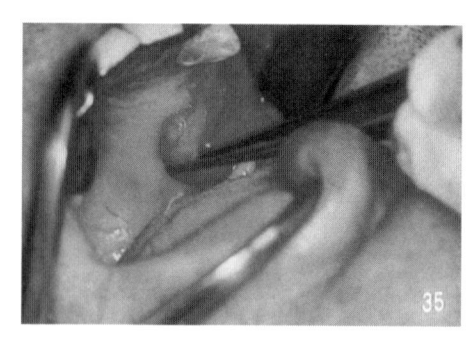

9.20

9.21

Figura 9.20: Comunicação bucossinusal esquerda importante após avulsão (Wang).
Figura 9.21: Fechamento da comunicação bucossinusal no meio da massa adiposa da face (Wang).

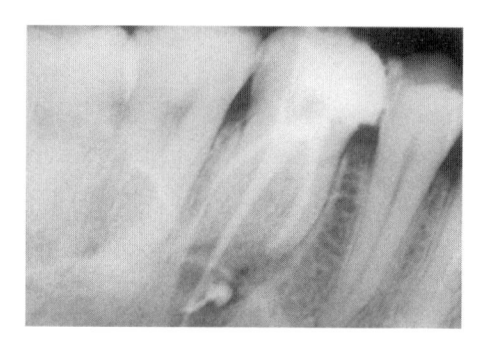

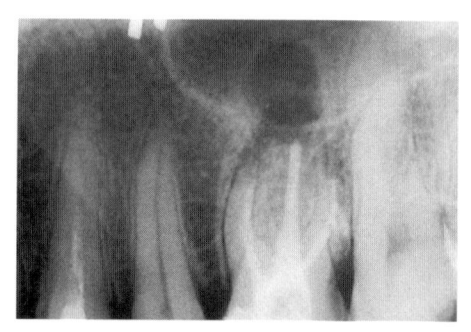

9.22

9.23

Figura 9.22: Retomada do tratamento endodôntico antes da cirurgia dos periápices (Wang).
Figura 9.23: Resultado pós-operatório de 3 meses. Ausência de sinais clínicos sinusais (Wang).

- à ablação dos corpos estranhos intra-sinusais:
  - pasta de tratamento endodôntico,
  - dentes, germe, raízes, recuperados tanto pela cirurgia alveolar alargada, quanto pela técnica de Caldwell-Luc, ou por meatotomia (média ou inferior).

CONCLUSÃO

Toda patologia sinusal deve integrar dentro de seu diagnóstico e seu tratamento um exame odontológico, a fim de excluir as etiologias dentárias que, se existirem, deverão ser tratadas primeiro porque se forem de etiologia dessa sinusite, os sinais clínicos desaparecerão e a cura será rápida.

Um acompanhamento e um controle regular por radiografia dos dentes tratados serão feitos por vários meses no pós-operatório.

No quadro de uma patologia sinusodentária que tem necessidade de uma cirurgia de curetagem do seio, a vitalidade dos dentes antrais homolaterais será testada por vários meses. O paciente deve fiscalizar se ocorre uma mudança de coloração dos dentes: sinal de necrose. Essa coloração deve conduzir a uma consulta rápida para tratar o dente por trepanação e tratamento endodôntico.

De qualquer maneira, o ORL e o odontologista devem formar uma equipe para o diagnóstico e a terapêutica, tendo como objetivo principal:

- tratar e curar essas patologias;
- conservar os dentes o melhor possível.

Bibliografia

[1] Legent F, Perlemuter L, Vandenbrouck. *Cahiers d'anatomie ORL: fosses nasales, pharynx.* Masson, Paris, 1969.
[2] Larras P, Bucher O. Dissections personnelles. Nancy. 1998.
[3] Falgade. L'infection dentaire du sinus maxillaire. *Bourdon Médical,* 1966;*1-2*:2-29.
[4] Evenot M. *Contribution à la connaissance des systèmes endodontiques complexes. La racine mésiovestibulaire de la première molaire maxillaire. Approche instrumentale clinique et pédagogique.* Thèse 3e cycle Doctorat en Sciences odontologiques, Paris, 1980.
[5] Brandenbourger V. *Rapport entre les affections du sinus et les affections buccodentaires.* Thèse chir-dent, Nancy, 1972.
[6] Beck - Mannagetta J, Necek D. Solitary aspergillosis of maxillary sinus, a complication of dental treatment. *Lancet* 1983;*2*:1260.

10

MICOSES SINUSAIS

E. SERRANO, J. PERCODANI, J.-Y. LACOMME, P. ARRUÉ

As sinusites fúngicas foram descritas inicialmente por Plaignaud em 1791 [1]. Depois, vários casos de sinusite fúngica foram registrados, sendo porém essa localização pouco freqüente em relação às outras localizações fúngicas do organismo. Na Europa e nos Estados Unidos, o *Aspergillus* é o fungo mais freqüente envolvido nas sinusites fúngicas. Sabe-se atualmente que existem mais de 300 espécies de *Aspergillus* das quais somente uns trinta são patogênicos para o homem e que muitas outras espécies podem estar envolvidas nas sinusites fúngicas: *Mucor, Candida, Penicillium* e *Fusarium*. Outras espécies, compreendendo os fungos pretos da família das dematiáceas (*Bipolaris, Drechslera, Curvularia, Alternaria, Exserohilum*), foram registradas como patogênicos nas sinusites fúngicas e não como simples contaminantes nos indivíduos imunocompetentes.

A classificação atual das sinusites fúngicas compreende:
- as sinusites fúngicas invasivas correspondendo às formas com invasão da mucosa e/ou do osso, agressivas no plano clínico e radiológico, que surgem em geral no indivíduo imunodeprimido;
- as sinusites fúngicas não-invasivas, correspondendo às formas extramucosas não-agressivas nos planos clínico e radiológico e que surgem mais freqüentemente em indivíduos imunocompetentes.

A sinusite fúngica alérgica, classificada entre as sinusites não-invasivas, é uma entidade relativamente nova, ainda discutida, que é objeto de pesquisas a fim de precisar sua realidade clínica e fisiopatológica.

Essa classificação não é, entretanto, rígida e a passagem de uma a outra forma de sinusite fúngica é possível.

SINUSITES FÚNGICAS INVASIVAS

As micoses sinusais invasivas são caracterizadas por uma invasão tecidual pelo fungo e são acompanhadas por uma inflamação não-específica de intensidade variável e de fenômenos de necrose vascular e óssea. Elas surgem essencialmente em casos particulares: diabetes, neutropenia no decorrer de afecções hematológicas ou de tratamentos imunossupressores, pacientes HIV-positivos, pacientes tratados por corticoterapia de longo prazo e mais raramente indivíduos idosos [2-6]. Os fungos responsáveis são essencialmente os fungos do gênero *Aspergillus flavus, fumigatus* e *niger*. As mucormicoses são sempre responsáveis pelas formas invasivas. Entretanto, todas as espécies de fungos, compreendendo os fungos pretos, podem ser responsáveis por micoses invasivas.

■ Clínica

A apresentação clínica é variada, indo da forma aguda fulminante até a forma indolente crônica, passando pela forma granulomatosa, mais rara em nosso meio.

Forma aguda fulminante

Ela se apresenta sob a forma de uma sinusite de evolução geralmente rápida e desfavorável apesar de tratamento médico. Sua gravidade é devida à mucoperiostite necrosante extensa dos seios e dos ossos da face. A extensão locorregional é rápida com sinais de compressão orbitária e uma afecção intracerebral possível. O exame histológico se caracteriza pela presença de tecidos muito necróticos e muito inflamatórios com filamentos micelianos ao exame direto. Os fungos mais freqüentes são os mucomicoses da classe dos zigomicetos.

Forma crônica indolente

O fungo patogênico em questão é mais freqüentemente um *Aspergillus*. O quadro clínico é o de uma formação pseudotumoral com uma sinusite unilateral resistente ao tratamento médico. Geralmente a infecção permanece circunscrita, mais freqüentemente sem afecção óssea, atingindo um ou mais seios. A evolução é lenta, mas a extensão orbitária e/ou cerebral é possível.

Forma granulomatosa

O patógeno encontrado é muitas vezes o *Aspergillus flavus*. Ela foi descrita quase exclusivamente nos pacientes africanos, sem localização particular para outros lugares. O quadro clínico é o de uma sinusite crônica em um paciente imunocompetente com – ao exame histológico da mucosa – um granuloma eosinófilo e células gigantes, associados a uma necrose fibrinóide.

■ Diagnóstico

O surgimento de um edema palpebral, de uma tumefação jugal, de uma necrose cutânea paranasal em um paciente imunodeprimido, é muito evocador de uma afecção rinossinusal aguda fúngica, sobretudo se estiver associada a uma febre persistente. O aparecimento de problemas da consciência ou de sinais neurológicos deve evocar uma extensão intracraniana.

No plano radiológico, o exame tomodensitométrico mostra aspectos do tipo pseudotumoral com imagens de lise óssea (Figura 10.1A e B). As calcificações são inconstantes. A aquisição de imagem por ressonância magnética permite pesquisar tromboses vasculares ou uma invasão cerebral.

O diagnóstico é feito pelo exame histológico que confirma o caráter invasivo colocando em evidência, de um lado, a presença de uma inflamação necrótica com trombose vascular e, de outro, filamentos micelianos ao exame direto, septados ou não, presentes na mucosa ou nas luzes vasculares.

O exame micológico é sobretudo a cultura que permite identificar o tipo de fungo em questão e efetuar um antifungigrama.

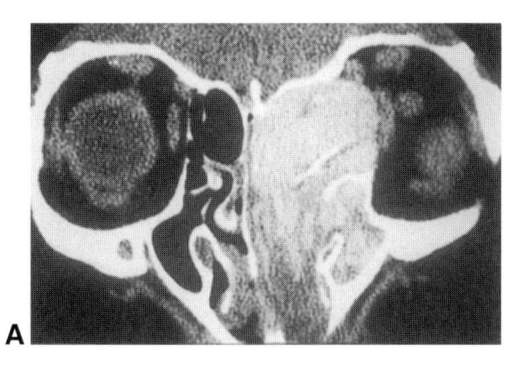

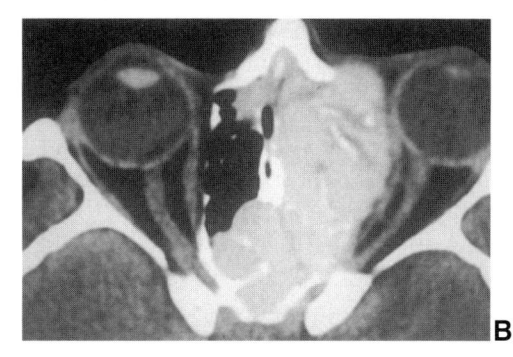

Figura 10.1 A e B: Micose invasiva com extensão orbitária e do comportamento nasal anterior. a) Corte frontal. b) Corte transversal.

■ Tratamento

O tratamento é médico-cirúrgico, compreendendo uma exérese cirúrgica ampla, muitas vezes por via externa. O problema decorre de uma eventual exenteração orbitária ou de uma abordagem neurocirúrgica nos pacientes em estado geral precário.

O tratamento médico deve em primeiro lugar corrigir as desordens metabólicas e tratar as patologias subjacentes. O tratamento antifúngico por via geral exige essencialmente a anfotericina B, o único agente terapêutico eficaz sobre as mucormicoses. A forma lipossomal pode igualmente ser proposta em razão de sua menor toxicidade renal. O itraconazol ativo sobre o *Aspergillus*, menos tóxico, pode ser proposto no lugar da anfotericina B no tratamento de sinusite aspergilar invasiva, especialmente no indivíduo imunodeprimido.

O controle é estabelecido pelo exame clínico e eventualmente pelo exame tomodensitométrico. Ele deve ser prolongado porque uma recidiva é sempre possível. O prognóstico dessas sinusites invasivas depende das formas clínicas, da extensão da doença e da patologia subjacente. A invasão orbitária ou cerebral é um fator muito relevante. A correção, possível ou não, da patologia subjacente influi muito na taxa de sobrevivência desses pacientes [3,7]. A associação terapêutica médico-cirúrgica parece, quando possível, conduzir a uma melhor taxa de sobrevivência [3,8].

SINUSITES FÚNGICAS NÃO-INVASIVAS

■ Forma localizada ou micetoma

As rinossinusites fúngicas não-invasivas são micoses sinusais não-agressivas, extramucosas, que surgem muitas vezes em pacientes imunocompetentes. O principal agente patogênico é o *Aspergillus fumigatus*. Essa forma local é igualmente chamada micetoma ou bola fúngica (*fungal ball* dos anglo-saxões). Entre os fatores que favorecem esses micetomas, para as localizações maxilares, os tratamentos de canal em dentes sinusais são encontrados pela maioria das equipes. De fato, a noção de corpo estranho e o papel do eugenato entrando na constituição da pasta dentária não são claramente estabelecidos na gênese desses micetomas [9,10]. Outros fatores etiopatogênicos foram evocados: hipoventilação favorecendo a anaerobiose, variações anatômicas das fossas nasais responsáveis por um confinamento sinusal (concha bulhosa, esporão septal), condições climáticas desfavoráveis, locais empoeirados.

Clínica

No plano clínico, os micetomas ou bolas fúngicas são suspeitados diante de uma sinusite crônica e/ou recidivante, em geral unilateral, resistente ao tratamento médico. Os sinais funcionais rinológicos são banais; da mesma forma o exame endoscópico nasal, não específico na maioria dos casos [11-13].

A aquisição de imagem é na maioria dos casos reveladora e mostra classicamente uma imagem de tonalidade metálica, já visível nos exames radiográficos simples (Figura 10.2).

A tomodensitometria pode encontrar o aspecto de corpo estranho de tonalidade metálica única ou, às vezes, mostrar opacidades heterogêneas com espaços espontaneamente hiperdensos. A existência de calcificações múltiplas no seio de uma opacidade sinusal é fortemente evocadora. Não há em nenhum caso imagem de lise óssea (Figura 10.3) [12-14].

Diagnóstico

A confirmação diagnóstica é assegurada pelo exame anatomopatológico e micológico. O exame histológico parece superior ao exame micológico, encontrando filamentos micelianos em quantidade abundante, sem invasão da mucosa sinusal [12,13].

O diagnóstico preciso recorre ao exame micológico após cultura sobre meio de Saboureau, que permite identificar o tipo de fungo em questão. Entretanto, essas culturas só são positivas em um terço dos casos, pela fragilidade dos filamentos micelianos e da necessidade de um encaminhamento rápido da coleta no laboratório de análises.

Tratamento

O tratamento desses micetomas é cirúrgico, muitas vezes por via endoscópica endonasal para as localizações etmoidais, esfenoidais e a maioria das localizações maxilares [11,12,15,

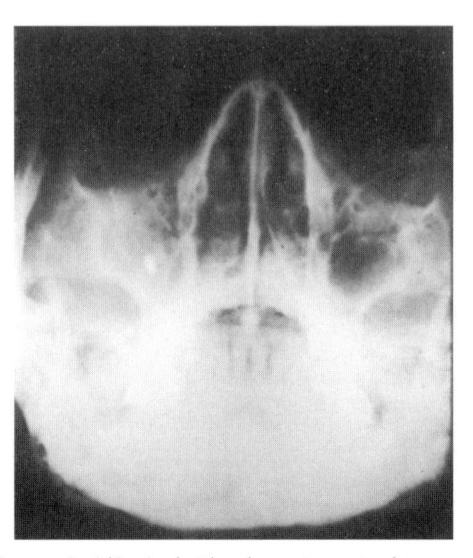

Figura 10.2: Exame radiográfico em incidência de Blondeau. Aspecto de corpo estranho maxilar esquerdo.

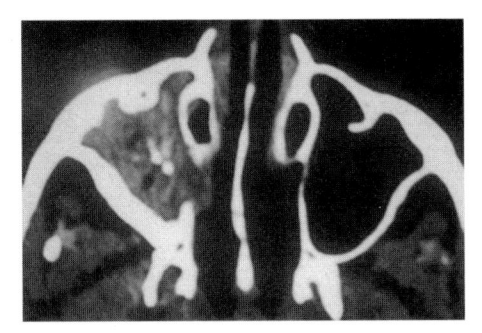

Figura 10.3: Tomografia computadorizada em incidência transversal, micose no seio maxilar direito.

16]. As localizações frontais, raras, necessitam freqüentemente de uma via de abordagem externa. O aspecto transoperatório é fortemente sugestivo: massa de coloração esverdeada ou marrom, aderente e friável e difícil de ressecar com aspiração. A não recidiva ocorre geralmente quando a exérese é completa. Nenhum tratamento médico local ou geral complementar é indicado [12,13,16].

■ Rinossinusites fúngicas alérgicas

Esse quadro clínico foi descrito pela primeira vez em 1983 por Katzenstein, sob a forma de uma sinusite aspergilar alérgica nos pacientes imunocompetentes que apresentam sinusite crônica e asma [17,18]. Vários fungos foram depois identificados após cultura: a família das dematiáceas parece a mais freqüente questão. Fala-se depois de sinusite fúngica alérgica por analogia com a aspergilose broncopulmonar alérgica (ABPA). Considerada como a forma mais freqüente das patologias sinusais fúngicas nos Estados Unidos, a sinusite fúngica alérgica raramente é descrita na Europa.

Várias incertezas persistem com relação à fisiopatologia exata da sinusite fúngica alérgica. Para a maioria dos autores, trata-se de uma reação de hipersensibilidade com combinação das reações dos tipos I e III da classificação de Gell e Coombs. Apesar do número importante de casos demonstrando uma fisiopatologia alérgica típica, a maioria dos autores não afasta uma origem infecciosa. De fato, parecia que os dois mecanismos estavam interligados [19]. A doença iniciaria pela inalação e retenção de esporos micelianos no muco sinusal. A liberação de material antigênico estimularia a produção de imunoglobulina E, G e A. Os antígenos fúngicos reagiriam depois com as células mastocitárias sensibilizadas aos IgE. A reação antígeno/anticorpo ocasionaria a degranulação mastocitária com liberação dos mediadores da inflamação. Esses mediadores inflamatórios e os outros produtos da degranulação dos eosinófilos seriam responsáveis por manifestações clínicas encontradas nas patologias fúngicas alérgicas [18, 20].

Clínica

A sinusite fúngica alérgica se apresenta como uma forma particular de sinusite fúngica extramucosa, atingindo o indivíduo imunocompetente. Ela deve ser suspeitada diante de uma sinusite crônica ou uma polipose nasal resistente a vários tratamentos médicos ou cirúrgicos. Trata-se muitas vezes de pacientes jovens, sem predominância de sexo. Em função das séries, uma asma ou antecedentes pessoais de asma são encontrados em 45% a 80% dos casos, uma polipose nasal refratária ao tratamento em 90% a 100% dos casos, uma atopia em 40% a 80% dos casos.

Formas muito evoluídas foram descritas com sinal de compressão de vizinhança (exoftalmia, diplopia, erosão óssea craniana). Isso parece mais freqüente nas formas pediátricas. Elas colocam então o problema do diagnóstico diferencial com um processo expansivo tumoral ou uma forma pseudotumoral de micose.

Diagnóstico

O diagnóstico recai sobre a colocação em evidência ao exame anatomopatológico, de secreções sinusais, obtidas após cirurgia, de aspecto típico: a mucina alérgica [17,21].

Ela é composta:

- de agregados de polinucleares alterados essencialmente eosinófilos;
- de cristais de Charcot-Leyden;
- de filamentos micelianos alterados, em geral em pouca quantidade.

Esses lençóis de mucina muitas vezes lamelares apresentam um centro mais pálido do que a periferia que é muito eosinofílica. Não se encontra invasão tecidual e uma necrose raramente é observada. Macroscopicamente, essas secreções endossinusais aparecem sob a forma de um material espesso, colante, viscoso, que é muitas vezes difícil de retirar com simples aspiração da cavidade sinusal.

A afecção radiológica freqüentemente é plurissinusal. A TC coloca em evidência opacidades heterogêneas com zonas hiperdensas. Deformações ósseas, até mesmo erosões, não são raras e são encontradas em 30% a 50% dos casos em função das séries.

No plano imunoalergênico, os pacientes apresentam tipicamente uma hipereosinofilia sanguínea, um aumento da IgE total e específica, testes cutâneos positivos na presença do fungo em questão e anticorpos precipitantes. Em função das séries, esses critérios imunoalergênicos nem sempre são encontrados e não parecem indispensáveis ao diagnóstico de sinusite fúngica alérgica [20,22-26].

Tratamento

A estratégia favorável de tratamento continua desconhecida. O tratamento recomendado é a associação: cirurgia, corticoterapia. A cirurgia consiste em esvaziar os seios das secreções. Ela tem por objetivo igualmente permitir uma ventilação e uma drenagem favorável das cavidades operadas. A via endoscópica endonasal é a mais freqüente de colocação. O tratamento médico complementar de longa duração é recomendado para evitar as recidivas. A corticoterapia por via geral em tratamentos curtos é reservada ao período perioperatório ou em caso de recidiva [19,24]. A corticoterapia local é preconizada em longo prazo. Entretanto, apesar de uma avaliação médico-cirúrgica, parece que o prognóstico dessa sinusite fúngica alérgica continua imprevisível com recidivas freqüentes.

A sinusite fúngica alérgica continua, entretanto, um assunto de discussão. A denominação sinusite fúngica alérgica é errônea levando à confusão com uma patologia alérgica verdadeira que parece relativamente rara [26]. Trata-se antes, na maioria dos casos, de uma sinusite crônica com presença de fungos ao exame micológico direto ou anatomopatológico com uma reação eosinofílica local intra-sinusal, sob forma de mucina para a qual o termo de rinossinusite fúngica mucóide parece mais adaptado. Da mesma forma, o termo mucina alérgica deveria ser substituído pelo termo mucina eosinofílica, sendo a presença de eosinófilos no muco não equivalendo a uma origem alérgica.

Uma hipótese recente sugere a presença dessa reação eosinofílica ligada à presença extramucosa de fungos na grande maioria das rinossinusites crônicas. Nesse estudo, as culturas micológicas revelam a presença de elementos fúngicos em mais de 96% dos pacientes que apresentam uma rinossinusite crônica [27]. Essa hipótese merece ser validada por estudos posteriores.

Bibliografia

[1] Plaignaud M. Observation sur un fungus du sinus maxillaire. *J Chir Paris* 1791;*1*:111-116.

[2] Barry B, Bouchaud O, Nittecoq D, Minozzi C, Coulaud JP, Gehanno P. Sinusites allergiques invasives chez les patients infectés par le virus de l'immunodéficience humaine. *Ann Otolaryngol Chir Cervico-fac* 1999;*116*:237-241.

[3] Gillespie MB, O'Malley BW Jr, Francis HW. An approach to fulminant invasive fungal rhinosinusitis in the immunocompromised host. *Arch Otolaryngol Head Neck Surg* 1998;*124*:520-526.

[4] Juvanon JM, Feuilhade de Chauvin M, Souchal-Delacourt I, Brun-Buisson C, Peynegre R. Aspergillose nasosinusienne grave chez l'immunodéprimé. A propos de trois cas. *Ann Oto-Laryng* 1987;*104*:369-374.

[5] Kennedy CA, Adams GL, Neglia JP, Gibink GS. Impact of surgical treatment on paranasal fungal infections in bone marrow transplant patients. *Otolaryngol Head Neck Surg* 1997;*116*:610-616.

[6] Tey W, Matti BS, Marisiddaiah H, Minamoto GY. Aspergillus sinusitis in patients with AIDS: report of three cases and review. *Clin Infect Dis* 1995;*21*:529-535.

[7] Goering P, Berlinger NT, Weisorf DJ. Agressive combined modality treatment of progressive sinonasal fungal infections in immunocompromised patient. *Am J MM* 1988;*85*:619-623.

[8] Iwen PC, Rupp ME, Hinrichs SH. Invasive mold sinusitis: 17 cases in immunocompromised patients and review of the literature. *Clin Infect Dis* 1997;*24*:1178-1184.

[9] Beck-Managetta J, Necek D. Solitary aspergillosis of maxillary sinus, a complication of dental treatment. *The Lancet* 1983;*26*:1260.

[10] Fligny I, Lamas G, Rouhani F, Soudant J. Sinusites maxillaires chroniques d'origine dentaire et aspergillose nasosinusienne. Quelle conduite avoir vis-a-vis des corps strangers intrasinusiens? *Ann Oto-Laryngol* 1991;*108*:465-468.

[11] Klossek JM, Peloquin L, Fourcroy PJ, Ferrie JC, Fontanel JP. Aspergillomas of the sphenoid sinus: a series of 10 cases treated by endoscopic sinus surgery. *Rhinology* 1996;*34*:179-183.

[12] Klossek JM, Serrano E, Peloquin L, Percodani J, Fontanel JP, Pessey JJ. Functional endoscopic sinus surgery and 109 mycetomas of paranasal sinuses. *Laryngocope* 1997;*107*:112-117.

[13] Serrano E, Percodani J, Flores P, Dilem S, Pessey JJ. Les aspergillomes sinusiens. A propos de 45 cas. *Ann Otolaryngol* 1996;*113*:86-91.

[14] Beck-Managetta J, Necek D. Radiologic finding in aspergillosis of the maxillary sinus. *Oral Surg Oral Med Oral Pathol* 1986;*62*:345-359.

[15] Salvan D, Gilain L, Beautru R, Coste A, Chevalier E, Peynegre R. Aspergillose du sinus sphénoïdal. A propos de 4 cas. *Ann Oto-Laryngol* 1993;*110*:281-284.

[16] Stammberger H. Endoscopic surgery for mycotic and chronic recurring sinusitis. *Ann Otol Rhinol Laryngol Suppl* 1985;*119*:1-11.

[17] Katzenstein AL, Sale SR, Greenberger PA. Allergic Aspergillus sinusitis: a newly recognized form of sinusitis. *J Allergy Clin Immunol* 1983;*72*:89-93.

[18] Waxman JE, Spector JG, Sale SR, Katzenstein AL. Allergic aspergillus sinusisis concepts in diagnosis and treatment of a new clinical entity. *Laryngoscope* 1987;*97*:261-266.

[19] Corey JP, Delsupehe KG, Ferguson BJ. Allergic fungal sinusitis: allergic, infectious, or both? *Otolaryngol, Head Neck Surg* 1995;*113*:110-119.

[20] Manning SC, Mabry RL, Schaefer SD, Close LG. Evidence of IgE-mediated hypersensitivity in allergic fungal sinusitis. *Laryngoscope* 1993;*103*:717-721.
[21] Schnadig VJ, Rassekh CH, Gourley WK. Allergic fungal sinusitis. A report of two cases with diagnosis by intraoperative aspiration cytology. *Acta Cytol* 1999;*43*:268-272.
[22] Cody DT, Neel B, Ferreiro JA, Roberts GD. Allergic fungal sinusitis : the Mayo Clinic experience. *Laryngoscope* 1994;*104*:1074-1079.
[23] Corey JP. Allergic fungal sinusitis. *Otolaryngologic Clinics of North America* 1992;*25*:225-230.
[24] De Shazo RD, Swain RE. Diagnostic criteria for allergic fungal sinusitis. *J of Allergy and Clinical Immunology* 1995;*96*:24-35.
[25] De Shazo RD, O'Brien M, Chapin K et al. A new classification and diagnostic criteria for invasive fungal sinusitis. *Arch Otolaryngol Head Neck Surg* 1997;*123*:1181-1188.
[26] Percodani J, Serrano E, Uro-Coste E, Reynes J, Delisle MB, Abbal M, Linas MA, Recco P, Pessey JJ. La sinusite aspergillaire existe-t-elle ? Résultats préliminaires d'une étude prospective. *Ann Otolaryngol Chir Cervicofac* 1999;*116*:78-84.
[27] Ponikau JU, Sherris DA, Kern EB, Homburger HA, Frigas E, Gaffey TO, Roberts GD. The diagnosis and incidence of allergic fungal sinusitis. *Mayo Clinic Proc* 1999;*74*:877-884.

11

MUCOCELES NASOSSINUSAIS: O QUE HÁ DE NOVO?

J.-M. KLOSSEK, W. FABRY, J.-P. FONTANEL

As mucoceles nasossinusais são uma patologia pouco freqüente que correspondem a formações císticas, evoluindo muitas vezes progressiva e lentamente e se diferenciam por sua ressonância sobre os órgãos adjacentes (pele, órbita etc.). O tratamento é cirúrgico. Até esses últimos anos, era recomendado retirar o bolso mucocélico na sua totalidade mas, depois da difusão das técnicas de cirurgia endonasal sob orientação endoscópica, a marsupialização da bolsa mucocélica dentro da cavidade nasal se tornou o tratamento a ser proposto em primeiro lugar [1,2,3,4], cada vez que a localização permite.

LOCALIZAÇÕES E ETIOLOGIAS

As mucoceles podem se desenvolver à custa de toda mucosa sinusal. Todas as localizações são possíveis mas a região frontoetmoidal anterior é a região mais freqüentemente considerada na literatura médica [5,6,7]. As localizações maxilares são igualmente freqüentes [8-10]; em compensação, a região etmoidal posterior e o seio esfenoidal são discutidos mais raramente [11-13]. Enfim, casos excepcionais de mucoceles nas regiões pterigoidais ou nasais anteriores foram registrados [14].

Traumatismos e cirurgia endonasal são as principais causas de mucocele. Entretanto, mucoceles autênticas podem se desenvolver nos pacientes sem nenhum antecedente rinossinusal. As mucoceles podem igualmente estar associadas a pólipos, a variações anatômicas (por exemplo: concha bolhosa). Elas acometem mais o adulto: na criança elas se observam sobretudo quando há mucoviscidose.

SINAIS FUNCIONAIS

Eles têm relação com a localização da mucocele. A lentidão habitual de evolução da mucocele leva muitas vezes a descobrir essa informação cística pela ressonância que ela ocasiona nos órgãos adjacentes. As mucoceles frontoetmoidais podem se revelar por uma diplopia, um gene com mobilidade ocular, uma tumefação para ou supra-orbitária. As mucoceles etmoidais (Figura 11.1) ocasionam às vezes uma diplopia ou uma obstrução nasal. As mucoceles maxilares (Figura 11.2) são descobertas diante de uma tumefação jugal, vestibular ou palatina, até uma diplopia. As formas esfenoidais são por muito tempo assintomáticas e se revelam muitas vezes por problemas oculomotores. Rupturas excepcionais espontâneas da mucocele na cavidade nasal ou na órbita foram descritas. Às vezes, a descoberta é ocasional durante a realização de um exame radiológico do maciço facial.

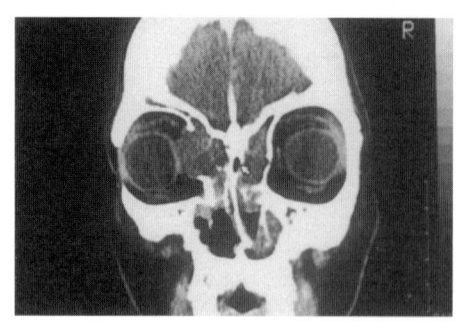

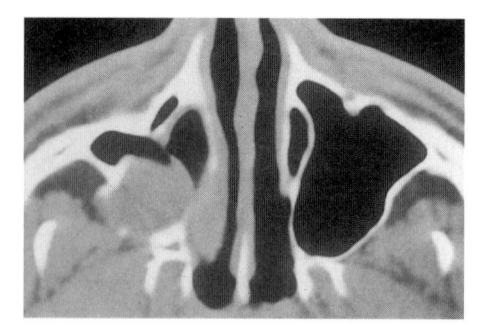

11.1

11.2

Figura 11.1: TC em incidência frontal. Mucocele frontal direita com extensão orbitária.
Figura 11.2: TC em incidência transversal. Mucocele da parede posterior do seio maxilar.

EXAME CLÍNICO

Quando a mucocele se exterioriza no plano cutâneo, trata-se de uma tumefação mais ou menos tensa, lisa e regular, pouco dolorosa à palpação. Às vezes é possível sentir a presença do conteúdo líquido. Em determinados casos de aparecimento súbito, a tumefação é tensa, dolorosa, recoberta por uma pele inflamatória podendo ocorrer uma fistulização na pele. No seio maxilar, um abaulamento jugal ou do vestíbulo gengival, até mesmo do palato, é às vezes observada. O exame endonasal com a ajuda de uma fibra óptica permite às vezes observar a presença de um abaulamento induzido pela mucocele (Figura 11.3): meato médio, parede anterior do esfenóide, região da eminência nasal, etc. Às vezes é possível, com a ajuda de um palpador espumado, confirmar a natureza amolecida da tumefação. Em todos os casos, ele permite verificar a acessibilidade do bolso mucocélico por via endonasal.

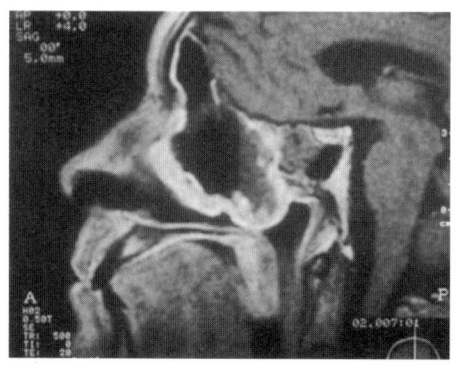

Figura 11.3: Ressonância magnética (RM) incidência sagital de mucocele em corneto médio com extensão frontal.

EXAMES COMPLEMENTARES

A exploração radiológica é indispensável para a avaliação terapêutica das mucoceles.

■ Radiologia simples

Sem interesse atualmente na exploração das mucoceles.

■ Tomografia computadorizada

É a exploração indispensável antes de qualquer decisão terapêutica, qualquer que seja a localização do bolso mucocélico. A exploração compreende no mínimo cortes em incidência axial e em aquisição direta ou após reconstrução, incidências coronais em um plano paralelo no assoalho da cavidade nasal. As janelas de exploração são freqüentemente a óssea associada a janelas para partes moles. Cortes a cada 4 mm são muitas vezes suficientes mas, às vezes, para explorar determinadas regiões (nervo óptico, junção etmoidofrontal) cortes milimétricos são necessários.

A análise das imagens compreende a observação do tamanho da bolsa mucocélica, suas relações com os órgãos adjacentes (encéfalo, órbita, tecido subcutâneo) e sobretudo suas relações com a cavidade nasal. Esse último elemento é essencial para decidir a via de acesso da marsupialização. A imagem característica é uma opacidade homogênea que abaula as paredes ósseas com seu contato. Outros aspectos são freqüentes, em particular o desaparecimento das paredes ósseas que às vezes evocam um processo tumoral (Figura 11.4). As modificações são provavelmente em relação à atividade osteolítica em parte devido à presença de citocinas no líquido mucocélico [6,15] e não por seu papel compressivo, até agora proposto para explicar esse fenômeno.

Nas formas muito extensas, em particular no compartimento anterior ou médio da base do crânio, uma ressonância magnética é desejável para confirmar o diagnóstico e precisar a extensão do bolso mucocélico (Figura 11.5).

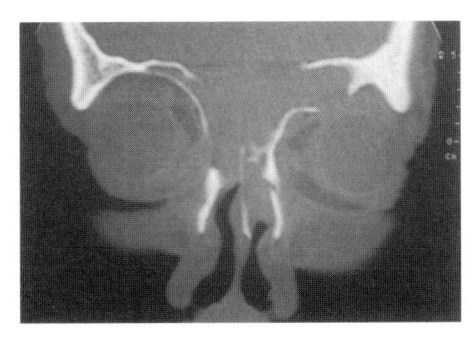

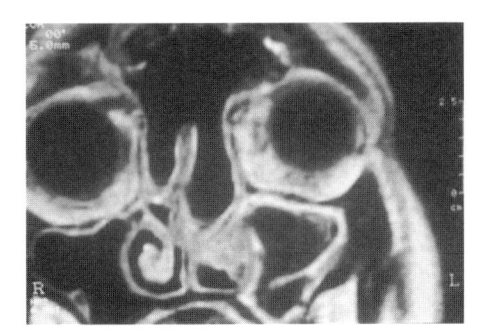

11.4 11.5

Figura 11.4: TC em incidência frontal. Mucocele do compartimento anterior no ponto de início do etmóide.
Figura 11.5: RM em incidência coronal. Mucocele do corneto médio esquerdo com extensão para o compartimento anterior.

BACTERIOLOGIA

A esterilidade do líquido mucocélico é freqüentemente considerada pelos autores. De fato, Lund, em sua série, considerou perto de 30% de culturas positivas [3] e na nossa série de 34 casos coletados sistematicamente para a pesquisa de germes aeróbios e anaeróbios, 21 líquidos estavam infectados. O estafilococo áureo foi o germe mais freqüentemente identificado, sendo que a presença de anaeróbio só foi considerada em 3 casos.

TRATAMENTO CIRÚRGICO

Se a ablação do bolso mucocélico por muito tempo foi a regra, agora está bem claro que uma grande marsupialização por via endonasal traz uma cura definitiva e uma restituição da anatomia dos órgãos adjacentes que foram deslocados pela mucocele (Figuras 11.6 e 11.7).

A via de acesso depende da localização sinusal. Para o seio maxilar, uma meatotomia média às vezes associada a uma meatotomia inferior é a técnica mais amplamente utilizada. Para as localizações etmoidais, uma simples abertura da porção ântero-inferior da bolsa mucocélica é realizada. Para o seio esfenoidal a marsupialização ocorre à custa da parede anterior. Para as outras localizações, a via de acesso é adaptada, a fim de chegar a uma das paredes da bolsa mucocélica e assim permitir sua trepanação. A abertura deve ser a maior possível porque um estreitamento cicatricial é freqüente, sendo que, habitualmente, nenhuma revisão é necessária. As complicações são excepcionais e correspondem àquelas classicamente descritas para a cirurgia endonasal. Os cuidados pós-operatórios se resumem a lavagens da cavidade nasal operada com solução salina. A cicatrização é obtida em 4 a 6 semanas.

Os limites dessa técnica estão unicamente ligados à topografia da mucocele, em particular para o seio frontal quando o bolso é muito lateralizado. Contudo, certas equipes chegam a marsupializar a mucocele depois da ablação completa do assoalho do seio frontal [16].

■ Formas complicadas

Em caso de fistulização cutânea, sempre é possível propor a marsupialização por via endonasal. Em compensação, quando a mucocele foi drenada por via cutânea sob a ameaça de uma ruptura espontânea, a marsupialização por via endonasal é mais difícil de se considerar, e um

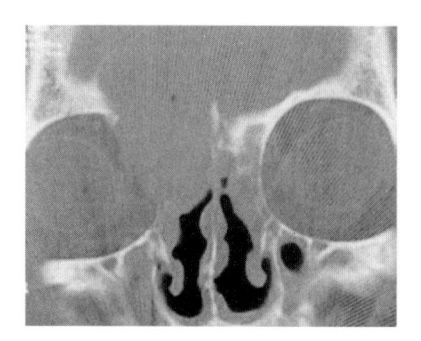

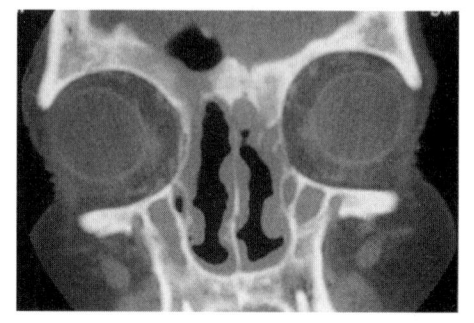

Figura 11.6: TC pré-operatória em incidência coronal. Mucocele etmoidal anterior direita.
Figura 11.7: TC pós-operatória em incidência coronal. Mucocele etmoidal anterior marsupializada.

acesso por via externa é então necessário. Mesmo por essa via de acesso, é preciso procurar repermeabilizar a bolsa mucocélica com a cavidade nasal. Se essa conexão não for possível, é preciso então retirar toda a bolsa mucocélica para prevenir qualquer recidiva.

RESULTADOS

A marsupialização continua permeável na grande maioria dos casos de longo prazo; na nossa série, uma recidiva foi observada um ano após uma marsupialização de uma mucocele etmoidal. Uma nova marsupialização pôde ser realizada sem dificuldade com um resultado positivo.

Bibliografia

[1] Har-El G, Balwally AN, Lucente FE. Sinus mucoceles: is marsupialization enough? *Otolaryngol Head Neck Surg* 1997;*117*:633-640.
[2] Delfini R, Missori P, Iannetti G, Ciappetta P, Cantore G. Mucoceles of the paranasal sinuses with intracranial and intraorbital extension: report of 28 cases. *Neurosurgery* 1993;*32*:901-906; discussion 906.
[3] Lund VJ. Endoscopic management of paranasal sinus mucocoeles. *J Laryngol Otol* 1998;112:36-40.
[4] Hartley BE, Lund VJ. Endoscopic drainage of pediatric paranasal sinus mucoceles. *Int J Pediatr Otorhinolaryngol* 1999;*50*:109-111.
[5] Rubin JS, Lund VJ, Salmon B. Fronto-ethmoidectomy in the treatment of mucoceles. A neglected operation. *Arch Otolaryngol Head Neck Surg* 1986;*112*:434-436.
[6] Lund VJ, Milroy CM. Fronto-ethmoidal mucocoeles: a histopathological analysis. *J Laryngol Otol* 1991;*105*:921-923.
[7] Serrano E, Pessey JJ, Lacomme Y. Mucoceles sinusiennes: diagnostic et traitement chirurgical. A propos de 8 cas traités par rhinochirurgie endoscopique. *Acta Otorhinolaryngol Belg* 1992;*46*:287-292.
[8] Busaba NY, Salman SD. Maxillary sinus mucoceles: clinical presentation and long-term results of endoscopic surgical treatment. *Laryngoscope* 1999;*109*:1446-1449.
[9] Diop EM, Ndiaye IC, Diop LS. Mucoceles du sinus maxillaire. *Ann Otolaryngol Chir Cervicofac* 1987;*104*:143-145.
[10] Marks SC, Latoni JD, Mathog RH. Mucoceles of the maxillary sinus. *Otolaryngol Head Neck Surg* 1997;*117*:18-21.
[11] Froehlich P, Remond J, Morgon A. Mucocele of the sphenoid sinus in a child. *Ann Otol Rhinol Laryngol* 1995;*104*:738-740.
[12] Bourjat P, Veillon F, Linster L. Mucoceles du sinus sphénoïdal. *J Radiol* 1989;*70*:37-42.
[13] Stankiewicz JA. Sphenoid sinus mucocele. *Arch Otolaryngol Head Neck Surg* 1989;*115*:735-740.
[14] Stack BC Jr, Klotch DW. Mucocele of the pterygomaxillary space. *Ann Otol Rhinol Laryngol* 1995;*104*:246-247.
[15] Lund VJ, Henderson B, Song Y. Involvement of cytokines and vascular adhesion receptors in the pathology of fronto-ethmoidal mucocoeles. *Acta Otolaryngol* 1993;*113*:540-546.
[16] Gross WE, Gross CW, Becker D, Moore D, Phillips D. Modified transnasal endoscopic Lothrop procedure as an alternative to frontal sinus obliteration. *Otolaryngol Head Neck Surg* 1995;*113*:427-434.

1 2

AS COMPLICAÇÕES DAS RINOSSINUSITES AINDA EXISTEM?

P. DESSI

Os progressos da rinologia moderna permitiram uma diminuição da freqüência das complicações das rinossinusites. Apesar disso, qualquer sinusite aguda ou crônica pode, em um momento ou outro de sua evolução, gerar complicações, sendo que algumas podem ser dramáticas. As localizações etmoidais anterior, frontais e esfenoidais são as que trazem maior risco.

Abordaremos sucessivamente os fatores predisponentes, as complicações evolutivas, bem como um breve tópico sobre as complicações iatrogênicas.

FATORES PREDISPONENTES

■ Fatores anatômicos

As delgadas paredes ósseas que separam as cavidades sinusais das estruturas orbitárias e cerebrais explicam a facilidade com a qual uma infecção pode se propagar aos órgãos adjacentes. Acrescentando-se a isso as numerosas variações anatômicas sustentando as deiscências espontâneas das lâminas papiráceas, da base do crânio ou as protrusões das artérias carótidas e dos nervos ópticos como elementos que tornam particularmente perigoso o desenvolvimento de um processo séptico nas cavidades sinusais [1,2,3,4].

■ Fatores sistêmicos

Toda pessoa imunodeprimida corre o risco de ter evolução desfavorável em uma sinusite, sendo ela aguda e banal. Além da infecção pelo HIV [5], o médico deve saber evocar as causas mais comuns de imunodepressão: diabetes não conhecida ou mal equilibrada, déficits de imunoglobulinas (IgG, sobre classes de IgG, IgA sanguíneas e secretórias), problemas do quimiotactismo dos polimorfonucleares adquiridos ou congênitos. Seu diagnóstico demanda, em geral, a ajuda de um intensivista ou de um infectologista. A especificidade dos problemas encontrados nesses terrenos é essencialmente representada pela possibilidade de sinusites por germes oportunistas como: *Trichomonas tenax, Legionnella pneumophila, Bordetella bronchiseptica*. Micobactérias atípicas, vírus, micoses e até parasitas podem ser isolados.

A criança é particularmente mais exposta às complicações da etmoidite. É essencialmente no recém-nascido e na criança pequena que encontraremos o quadro de etmoidite aguda fistulizada. Deve-se temer uma supuração intra-orbitária diante de uma sintomatologia ocular associada (midríase, imobilidade ocular, anestesia corneana). *Haemophilus influenzae* e estafilococo são os germes mais freqüentemente encontrados.

COMPLICAÇÕES DAS SINUSITES

Antes de abordar as complicações infecciosas propriamente ditas, convém considerar o problema das sinusites agudas bloqueadas.

■ Sinusites agudas bloqueadas

Não devendo ser considerada como uma complicação, a sinusite bloqueada, seja ela maxilar ou frontal, é uma modalidade evolutiva particular de uma sinusite aguda banal.

Seu caráter perturbador e atípico pode inquietar o paciente e enganar o médico. Caracterizada pela violência e pela intensidade da dor, ela pode associar irradiações erráticas. O fato mais marcante é o caráter particularmente próprio do meato médio no exame endoscópico, o fato da ausência de secreção purulenta. O interrogatório é fundamental. O estancamento de uma rinorréia purulenta e a intensificação concomitante da dor são os melhores argumentos de seu diagnóstico. A imagem da TC virá rapidamente confirmar essa hipótese e indicar uma evacuação cirúrgica que levará ao desaparecimento rápido da dor. A antibiocorticoterapia sistêmica será geralmente associada [6].

■ Complicações orbitárias [7,8,9,10,11]

A íntima relação orbitária com as cavidades etmoidais, maxilares e esfenoidais explica em grande parte essas complicações. É a Hubert (1934) e Chandler (1970) que devemos uma classificação particularmente prática a ser utilizada na clínica atual.

Celulite periorbitária pré-septal

É a forma mais freqüente e mais benigna das complicações orbitárias. Na imensa maioria dos casos, ela tem relação com uma etmoidite aguda da criança e corresponde a uma celulite da pálpebra superior. Em determinados casos de sinusite maxilar, ela pode dizer respeito à pálpebra inferior.

Clinicamente traduzida por edema e rubor da região cantal interna, não se acompanha de sinal ocular algum. A TC solicitada de urgência confirma a infecção limitada à região pré-septal e leva à instauração da antibioticoterapia parenteral orientada de preferência contra *Haemophilus influenzae* e estafilococo.

Abscesso subperiósteo

Corresponde ao acúmulo de secreções purulentas sob o periósteo orbitário. A TC é o principal exame para seu diagnóstico. Clinicamente ele se apresenta como o quadro precedente mas sua evolução para complicações endo-orbitárias é potencialmente mais provável. A TC objetiva o descolamento periósteo. A antibioticoterapia é administrada rotineiramente, mas se acompanha de uma drenagem cirúrgica. Se determinadas escolas propõem uma via endonasal, muitos autores continuam fiéis, ainda, à cantotomia interna.

Celulite orbitária

Stricto sensu, a celulite orbitária corresponde à infecção dos tecidos que cercam o globo ocular. Gordura orbitária e musculatura extrínseca são envolvidas no processo. A clínica coloca em evidência sinais oculares marcados por: exoftalmia, edema da conjuntiva (quemose), limitação dos movimentos oculares. Classicamente, nesse estado, não se deve objetivar o problema principal da acuidade visual, mas ela está particularmente em perigo. A tomodensitometria, até mesmo a IRM, coloca em evidência a infiltração dos tecidos moles. Ainda aqui, a associação antibioticoterapia/drenagem cirúrgica é a atitude classicamente proposta.

Abscesso orbitário

É a forma mais avançada das complicações oftálmicas das sinusites. Clinicamente, aos sinais da celulite orbitária se associa uma clara diminuição da acuidade visual podendo levar à cegueira. O exame de imagem confirma o diagnóstico e a drenagem cirúrgica é imperativa. Ele impõe a abertura do periósteo orbitário. A via externa é a mais comumente adotada mas, segundo algumas escolas, e sobretudo os hábitos de cada um, esse procedimento pode ser efetuado por via endonasal. É, entretanto, prudente consultar um oftalmologista que, na eventualidade de uma via externa, poderá oferecer ajuda preciosa de modo a drenar da melhor maneira a coleção. A cobertura com antibiótico continua necessária. Ela será eventualmente adaptada aos resultados das culturas pré-operatórias.

Complicações mais especificamente esfenoidais

As complicações anteriormente descritas ocorrem mais freqüentemente no decorrer das sinusites etmoidais anteriores. As localizações esfenoidais e etmoidais posteriores expõem, quanto a elas, a duas complicações mais raras: as paralisias oculomotoras isoladas especialmente do VI par craniano e a síndrome do ápice orbitário. Se o primeiro quadro não se acompanha de problema de acuidade, o segundo ameaça de maneira extremamente grave o prognóstico visual. Seu diagnóstico é tão difícil que pode evoluir fora de toda celulite orbitária. É aqui a associação de sintomas da oculomotricidade e queda da visão que deve conduzir o médico a pedir uma TC de urgência e a efetuar uma drenagem o mais breve possível.

■ Complicações meningoencefálicas [12,13,14,15]

Mais raras que as complicações oftálmicas puras, as complicações meningoencefálicas são também mais temíveis. Elas ameaçam a vida do paciente.

Tromboflebite do seio cavernoso [16,17]

Trazendo sintomatologia neurológica e oftalmológica, essa complicação envolve essas duas especialidades. Podendo ser associada a uma extensão da infecção orbitária para o seio cavernoso, ela pode também aparecer fora de todo contexto ocular.

A clínica, na sua forma completa, associa uma dupla semiologia:

- *neurológica:* crise comicial, cefaléias intensas, obnubilação podendo chegar ao coma, síndrome meníngea;
- *oftalmológica:* exoftalmia, quemose, paralisia oculomotora, estase venosa no fundo de olho.

Ela se origina na maioria dos casos de uma esfenoidite. TC e a angio-IRM são uma ajuda preciosa para o diagnóstico dessa complicação. Do ponto de vista bacteriológico, vários germes aeróbios e anaeróbios podem ser encontrados. Apesar da associação drenagem cirúrgica/tratamento clínico, essa complicação continua apresentando prognóstico ruim quanto à mortalidade e à morbidade.

Meningites e meningoencefalites

Elas não têm particularidade clínica alguma em relação às outras formas de meningite. É o exame etiológico sistemático que permite associar o quadro neurológico à infecção sinusal.

Abscessos cerebrais

Os mesmos comentários que anteriormente se aplicam aos abscessos cerebrais. Quer sejam extradurais, subdurais ou intracerebrais, eles não têm especificidade semiológica alguma. Aqui ainda, os modernos exames de imagem permitirão encontrar a etiologia sinusal.

■ Complicações iatrogênicas

Iatrogenia médica [18,19,20,21]

O melhor conhecimento da bacteriologia das sinusites deve permitir uma diminuição desse gênero de complicações. De uma maneira geral, a regra é prescrever a antibioticoterapia melhor adaptada ao tipo de sinusite tratada. Para isso é necessário o estabelecimento de um diagnóstico preciso permitindo distinguir:

- *do ponto de vista evolutivo:* as sinusites agudas, crônicas e recidivantes;
- *do ponto de vista etiológico:* as sinusites rinogênicas e odontogênicas.

Hoje em dia, a antibioticoterapia provável é admitida em primeiro lugar desde o instante em que nos encontramos ante a uma semiologia clássica, sem terreno deficitário e desde que as regras elementares de prescrição sejam respeitadas.

De maneira esquemática, os germes mais freqüentemente encontrados no decorrer das sinusites agudas rinogênicas são: estreptococos, pneumococos, *Haemophilus influenzae, Branhamella catarrhalis,* mais raramente estafilococos. No decorrer das sinusites agudas odontogênicas, das sinusites crônicas e das sinusites recidivantes antigas, vêm se juntar os germes anaeróbios.

O médico deve prescrever uma antibioticoterapia adaptada à flora presumida. Em caso de fracasso ou de evolução desfavorável, ele deverá obter culturas bacteriológicas.

O debate sobre a corticoterapia sistêmica associada à antibioticoterapia está longe de ser encerrado. Faltam trabalhos que analisem os benefícios ou as complicações imputáveis a essa associação. De maneira empírica, a maioria das escolas prescreve uma corticoterapia oral associada, segundo as regras da cura em curto prazo, em especial nas formas álgicas.

Iatrogenia cirúrgica [2]

Ela foi objeto de várias publicações na literatura internacional de forma que nos limitaremos a lembrar as regras de bom senso que daí se originam. De uma maneira geral, o tratamento cirúrgico das sinusites só se justifica diante do fracasso de um tratamento clínico bem conduzido e sobretudo adaptado, ou na eventualidade de uma complicação evolutiva. Vários fluxogramas foram publicados e têm em comum a necessidade de um diagnóstico etiológico preciso e de uma terapia clínica apropriada antes da indicação cirúrgica. Também existe a necessidade de apoiar a indicação cirúrgica com um exame radiológico que compreenda no mínimo uma TC. A IRM, que não faz parte das investigações de rotina, assume uma importância inegável quando uma complicação é suspeitada.

Bibliografia

[1] Dessi P, Champsaur P, Paris J, Moulin G. Imaging of the adult sinusitis: indications for using conventional techniques, CT scan and MRI (Imagerie des sinusites de l'adulte: indications respectives des techniques conventionnelles, du scanner et de FIRM). *Rev Laryngol Otol Rhinol* (Bord) 1999;*120-3*:173-176.

[2] Dessi P, Moulin G, Bartoli JM, Cannoni M. Intra-sphenoidal prolapse of the internal carotid artery. Computed tomography of 300 sinuses (Procidence intrasphenoïdale de l'artère carotide interne. Etude tomodensitométrique de 300 sinus). *Presse Med* Apr 2, 1994;*23-13*:616-617.

[3] Dessi P, Moulin G, Triglia JM, Zanaret M, Cannoni M. Difference in the height of the right and left ethmoidal roofs: a possible risk factor for ethmoidal surgery. Prospective study of 150 CT scans. *J Laryngol Otol* Mar 1994;*108-3*:261-262.

[4] Dessi P, Moulin G, Castro F, Chagnaud C, Cannoni M. Protrusion of the optic nerve into the ethmoid and sphenoid sinus: prospective study of 150 CT studies. *Neuroradiology* Oct 1994;*36-7*:515-516.

[5] Del Borgo C, Del Forno A, Ottaviani F, Fantoni M. Sinusitis in HIV-infected patients. *J Chemother* apr. 1997;*9-2*:83-88.

[6] Dessi P. Management of sinusitis in adults (Conduite pratique dans les sinusites de l'adulte). *Presse Med* Jan 10, 1998;*27-1*:22-24.

[7] Jabor MA, Amedee RG. Orbital complications of sinusitis. *J La State Med Soc* Apr 1997;*149-4*:105-108.

[8] Mann W, Amedee RG, Maurer J. Orbital complications of pediatric sinusitis treatment of periorbital abscess. *Am J Rhinol* Mar-Apr 1997;*11-2*:149-153.

[9] Mortimore S, Wormald PJ. Management of acute complicated sinusitis: a 5-year review. *Otolaryngol Head Neck Surg* Nov 1999;*121-5*:639-642.

[10] Mortimore S, Wormald PJ. The Groote Schuur hospital classification of the orbital complications of sinusitis. *J Laryngol Otol* Aug 1997;*111-8*:719-723.

[11] Moulin G, Dessi P, Chagnaud C, Bartoli JM, Vignoli P, Gaubert JY, Castro F, Delannoy L, Sibartie A. Dehiscence of the lamina papyracea of the ethmoid bone: CT findings. *AJNR Am J Neuroradiol* Jan 1994;*15-1*:151-153.

[12] Gallagher RM, Gross CW, Phillips CD. Suppurative intracranial complications of sinusitis. *Laryngoscope* Nov 1998;*108-11 Pt 1*:1635-1642.

[13] Giannoni CM, Stewart MG, Alford EL. Intracranial complications of sinusitis. *Laryngoscope* Jul 1997;107-7.863-867.

[14] Giannoni C, Sulek M, Friedman EM. Intracranial complications of sinusitis: a pediatric series. *Am J Rhinol* May Jun 1998;*12-3*:173-178.

[15] Verdalle P, Roquet E, Hor F, Raynal M, Courtois A, Bauduceau B, Pharaboz C, Poncet JL. Pituitary abscess. A rare complication of sinusitis (L'abcès hypophysaire. Une complication rare des sinusites). *Rev Laryngol Otol Rhinol* (Bord) 1997;*118-5*:327-329.

[16] Odabasi AO, Akgul A. Cavernous sinus thrombosis: a rare complication of sinusitis. *Int J Pediatr Otorhinolaryngol* Feb 14, 1997;*39-1*:77-83.

[17] Yucel OT, Ogretmenoglu O. Subdural empyema and blindness due to cavernous sinus thrombosis in acute frontal sinusitis. *Int J Pediatr Otorhinolaryngol* Nov 15 1998;*46-1-2*:121-125.

[18] Eloy P, Bertrand B, Rombaux P. Medical and surgical management of chronic sinusitis. *Acta Otorhinolaryngol Belg* 1997;*51-4*:271-284.

[19] Klossek JM, Mayaud C. Conclusion: what is the choice of antibiotics in adult respiratory tract infections? (Conclusions: quelle stratégie antibiotique dans les infections respiratoires de l'adulte?). *Presse Med* Sep 4, 1999;*28 Suppl 1*:16-18.

[20] Klossek JM, Dubreuil L, Richet H, Richet B, Beutter P. Bacteriology of chronic purulent secretions in chronic rhinosinusitis. *J Laryngol Otol* Dec 1998;*112-12*:1162-1166.

[21] Klossek JM, Dubreuil L, Richet H, Richet B, Sedallian A, Beutter P. Bacteriology of the adult middle meatus. *J Laryngol Otol* Sep 1996;*110-9*:847-849.

[22] Dessi P, Castro F, Triglia JM, Zanaret M, Cannoni M. Major complications of sinus surgery: a review of 1192 procedures. *J Laryngol Otol* Mar 1994;*108-3*:212-215.

13

COMPLICAÇÕES DA CIRURGIA DAS RINOSSINUSITES

L. CASTILLO

As complicações da cirurgia das rinossinusites podem surgir de várias maneiras; o objetivo deste capítulo é fornecer os meios de prevenção dessas complicações e a conduta a tomar quando elas surgirem.

De forma prática, estudaremos todas as complicações que podem surgir nos diferentes momentos da avaliação do paciente; vamos considerar os métodos para preveni-las, reconhecê-las e tratá-las.

COMPLICAÇÕES PEROPERATÓRIAS

■ Complicações hemorrágicas

Sangramentos da mucosa

Se o sangramento da mucosa constitui um fenômeno normal da cirurgia, é a abundância do sangramento que constitui uma complicação.

É imperativo limitar esse risco de sangramento por uma série de medidas apropriadas a cada estado da avaliação do paciente.

No momento da consulta pré-operatória, muitos autores propõem, em caso de lesões muito inflamadas e/ou muito infectadas, a instauração de um tratamento médico com antibióticos mais corticóides nos dias precedentes à intervenção.

Na consulta de pré-anestesia, é essencial pesquisar problemas tensionais e aqueles relacionados à hemostasia.

No decorrer do ato cirúrgico, o paciente será psicionado em proclive; antes de qualquer procedimento, a preparação local das fossas nasais será realizada, o que é primordial para reduzir o sangramento peroperatório. Ela é efetuada por uma mistura de 1/4 de mg de adrenalina com 20 ml de xilocaína nafazolina; um pedaço de algodão embebido com a solução será colocado na fossa nasal imediatamente após a indução e será seguida por outro algodão colocado de forma cuidadosa do meato médio, sob controle endoscópico, com cotonetes neurocirúrgicos, que serão deixados no local durante 10 minutos suplementares.

Em determinados casos, apesar de todas essas precauções, o sangramento da mucosa pode ser abundante, convém então fazer uma pausa na intervenção, preencher a fossa nasal com a solução de vasoconstrição e passar a outra fossa nasal ou esperar alguns minutos; em caso de persistência do sangramento abundante, é preferível parar a intervenção para não se expor a complicações graves.

Sangramentos arteriais

Eles estão ligados a uma lesão da artéria esfenopalatina ou de uma de suas ramificações ou ainda mais raramente a uma afecção das artérias etmoidais [1,2].

A artéria esfenopalatina ou suas ramificações podem ser seccionadas no decorrer da ressecção do corneto médio ou inferior ao nível de suas caudas ou no momento da ampliação posterior de uma meatotomia média.

A prevenção pode ser realizada através da redução prudente na região da cauda dos cornetos, realizando uma secção deste ao cinzel, antes de uma retirada, fonte de ruptura arterial; no decorrer da meatotomia média, a osteatomia da lâmina vertical do palatino será limitada, permitindo proteger o tronco da artéria esfenopalatina na sua emergência na fossa nasal no nível do forame esfenopalatino.

A hemostasia é realizada por uma coagulação endonasal precisa com pinça bipolar.

A lesão das artérias etmoidais ocorre com mais freqüência ao nível da artéria etmoidal anterior no decorrer de uma etmoidectomia anterior na qual a artéria pode se encontrar exposta em caso de deiscência do canal ósseo.

A prevenção será feita por uma abertura prudente da raiz seccionada da bolha, em especial na sua parte superior no nível do recesso suprabular onde procuraremos identificar uma artéria não-protegida por seu canal ósseo [3].

O controle do sangramento será realizado por uma simples compressão durante alguns minutos com um algodão neurocirúrgico embebido em adrenalina ou por uma coagulação com pinça bipolar. Em caso de ferida de uma artéria etmoidal, é preciso considerar a possibilidade de sua retração na órbita responsável por um hematoma retrobulbar.

Lesão da artéria carótida interna

Continua sendo excepcional, sendo sua lesão responsável por uma hemorragia brutal no decorrer de uma esfenotomia. A afecção da artéria carótida interna e/ou do seio cavernoso ocorre por uma ferida no nível da parede posterior do esfenóide [4,5].

A prevenção está no estudo cuidadoso da TC e por sua reanálise na sala de intervenção, imediatamente antes do procedimento, buscando uma deiscência da artéria carótida interna no esfenóide. No decorrer da esfenotomia, é preciso afastar-se de qualquer procedimento no nível da face posterior do esfenóide e também de qualquer procedimento às cegas no interior da cavidade sinusal.

Em caso de ferida, a evolução freqüentemente é fatal, convém realizar tamponamento intensivo, compensar a parte sanguínea e transferir o paciente adormecido para um centro equipado de neurorradiologia intervencionista para colocação de um balão intra-arterial introduzido pela artéria femoral.

■ Complicações orbitárias

O rompimento da lâmina papirácea é um incidente que deve ser reconhecido imediatamente e que continua desprovido de gravidade até o momento que não há arrombamento do periósteo orbitário (ou periórbita). A periórbita é clara e resistente; em caso de dúvida, a pressão digital sobre o globo ocular permitirá visualizar os movimentos transmitidos. A passagem dessa barreira provocará uma saída de gordura orbitária; esse pelotão gorduroso deve ser diferenciado completamente de um pólipo simples por sua cor, seu aspecto mais brilhante e sua consistência mais resistente à tração. Não reconhecer sua rota falsa nesse momento constituiria um grande erro, e em caso de persistência da intervenção, a lesões diretas dos músculos oculomotores e do nervo óptico. Convém lembrar o fato de que o arrombamento da periórbita expõe ao risco, sempre possível, de hematoma retro-orbitário.

A prevenção dessas complicações repousa sobre várias regras:

- o estudo cuidadoso no pré-operatório da TC para pesquisa de variações anatômicas;
- o manuseio prudente, dentro da fossa nasal, dos instrumentos que trabalham em um plano tangencial à parede orbitária, em particular no momento da uncinectomia;
- é preciso sempre desconfiar de um "pólipo" que resiste anormalmente à tração;
- o controle do globo ocular deve ser constante durante a intervenção; a inclusão dos olhos no campo operatório é indispensável; ela permite pesquisar movimentos oculares à tração endonasal, o surgimento de um hematoma e sobretudo realizar, ante a menor dúvida, movimentos de pressão digital sobre o globo, que permitirão diferenciar facilmente um pólipo da gordura orbitária.

A reparação de um arrombamento simples da periórbita é inútil, até mesmo nefasta.

Em caso de saída de gordura orbitária, não é preciso tentar contê-la. Se existe uma hérnia gordurosa importante ocasionando uma obstrução do recesso frontal, uma coagulação bipolar prudente poderá reduzir seu volume. Será preciso evitar no fim da intervenção qualquer tamponamento (sobretudo compressivo). Na primeira semana, proibiremos assoar o nariz e espirrar de boca fechada, fatos que seriam responsáveis pelo enfisema palpebral. O controle clínico continuará rigoroso, pela possibilidade de complicações orbitárias mais graves.

■ Complicações cranianas

Quando são desviadas durante a intervenção, elas não têm o caráter temível das "falsas rotas" cranianas reveladas secundariamente por uma complicação.

Elas se manifestam, no peroperatório, pelo surgimento de uma rinorréia cerebroespinhal (RCE) sob a forma de um corrimento de líquido claro pulsátil [6] ao nível do teto do etmóide ou da lâmina crivosa. Em caso de dúvida, a posição de Trendelenburg e a compressão das veias jugulares ajudam a visualizar a fuga, aumentando a pressão intracraniana.

Três regiões anatômicas são mais expostas:

- a junção entre a parede posterior do seio frontal e o teto do etmóide no nível da célula suprabular;
- a junção lâmina cribriforme-teto do etmóide no nível da inserção do corneto médio (*fovea ethmoidalis*) [7]. Uma brecha osteomeníngea nesse nível pode ser ligada a um traumatismo direto (esse risco estando um pouco mais marcado que a diferença de altura entre o teto do etmóide e a lâmina cribrosa é importante [8]), ou à tração sobre os filetes olfativos [9];
- a junção entre o teto da última célula etmoidal (célula de Onodi) e o teto do esfenóide. Podem existir variações de altura entre esses dois elementos, perigosos se utilizarmos a técnica dita "de trás para a frente" descrita por Wigand [9,10].

A prevenção dessas falsas complicações é simples, na teoria. O estudo pré-operatório da TC analisará as variações de altura do teto do etmóide bem como as possíveis deiscências. No peroperatório, o teto do etmóide é muitas vezes facilmente reconhecido [11] por sua cor branco-amarelada e sua duração que contrasta com a cor azulada em casca de ovo das células etmoidais e da parede esfenoidal anterior; entretanto, em determinados casos de sangramentos, essa distinção não é muito fácil e então é melhor saber parar antes de se expor a uma brecha meníngea.

A inserção do corneto médio continua, quando ainda presente, um obstáculo maior e os instrumentos não devem nunca, ao nível do etmóide anterior, atravessá-lo por dentro porque o risco é máximo nesse nível. No decorrer da ressecção do corneto médio, é preciso sempre respeitar essa raiz de inserção, pois esse é um reparo anatômico precioso de uma eventual retomada cirúrgica; a secção do corneto médio será realizada com microtesoura, sendo que sua luxação pode ocasionar uma fratura irradiada na base do crânio [12].

Em caso de pólipos situados no nível da fenda olfativa, dentro do corneto médio, convém ser extremamente prudente, pois a tração sobre esses pólipos pode ocasionar lesão dos filetes olfativos com fuga de LCR.

A reparação em caso de corrimento de LCR é imperativa e deve ser imediata por via endonasal sob endoscopia [13].

A origem da fístula deve ser localizada com precisão, com a ajuda das manobras de hiperpressão intracraniana. Se os princípios de reparação são os mesmos para todos os autores, os meios diferem um pouco. Se todos utilizam a cola biológica, o tecido de preenchimento pode ser variado: fragmento de pólipos, fragmento septal condromucoso, corneto médio ou inferior, fáscia temporal, etc.; os resultados publicados não mostram diferença segundo o tecido de preenchimento utilizado, a escolha dependerá sobretudo das preferências locais e da habilidade do operador [7,9,14-18].

Pode-se citar como exemplo a técnica que nós utilizamos [14,15].

O primeiro tempo é a localização precisa da fístula com ablação da mucosa à periferia do defeito ósseo, o tamanho da fístula óssea será apreciado em relação ao diâmetro do endoscópio (4 mm). O preenchimento do defeito é realizado com o corneto médio (ou inferior) separando sua lâmina óssea de seu envelope mucoperiosteal.

Duas situações podem então se apresentar segundo a técnica utilizada.

Se o defeito ósseo for superior a 3 mm, um fragmento de lâmina óssea do corneto médio é cortado de maneira a ser perfeitamente adaptado à forma e ao tamanho da perda de substância. Esse fragmento ósseo será depois impactado no defeito ósseo e recoberto de alguns milímetros de cola biológica (*Tissucol*). Um fragmento da mucoperiósteo de corneto médio vem depois recobrir a região da fístula colando previamente a face perióstea que será aplicada sobre a base do crânio; a montagem assim realizada é mantida por uma pressão leve, feita por um cotonete neurocirúrgico, durante alguns minutos. A fenda etmoidal é preenchida com um fragmento de *Surgicel*, que terá o objetivo de mantê-lo no local do enxerto e evitar sua saída no momento da retirada do tampão da fossa nasal, sendo este geralmente de *Merocel*.

Se o defeito for inferior a 3 mm, a reparação é mais simples e apenas a segunda etapa com o enxerto mucoso do corneto médio é realizada.

No pós-operatório, um *scanner* cerebral e um controle clínico à procura de complicações meningoencefálicas são realizados. O tampão será deixado no local 72 horas; durante esse período, o paciente será mantido em posição semi-sentada com um tratamento antibiótico intravenoso. Não existe consenso quanto à escolha e à duração da antibioticoterapia em caso de defeitos meníngeos; utilizamos a associação amoxicilina (6 g/24h) e sulfametoxazol-trimetoprim (1,5 g/24h) com um intermediário por via oral a 72 h durante 10 dias. Durante o primeiro mês, qualquer corticoterapia oral será prescrita e uma vacinação antipneumocócica é proposta.

A informação do paciente, como para qualquer complicação, é obrigatória, desde que seja possível.

COMPLICAÇÕES PÓS-OPERATÓRIAS

Complicações pós-operatórias podem surgir várias semanas a vários meses após a intervenção, as graves se manifestam com freqüência no decorrer dos dois primeiros dias de pós-operatório; isso justifica um controle do paciente operado em hospitalização durante esse período.

■ Complicações hemorrágicas

Se um sangramento abundante ocorre quando o paciente é tamponado, na ausência de pico hipertensivo importante, trata-se muitas vezes de uma ferida da artéria esfenopalatina ou de uma de suas ramificações, impondo então uma revisão cirúrgica com coagulação bipolar da artéria em questão. Um sangramento que surge após retirada do tampão da fossa nasal (possível até o décimo dia) impõe em um primeiro momento um novo tamponamento, a revisão cirúrgica da cavidade operatória só realizada em caso de recidiva do sangramento.

■ Complicações oftalmológicas

Elas podem ser múltiplas e de gravidade diversa: orbitária com ou sem afecção sensorial, oculomotora ou lacrimal [19,20]. A perda da visão uni ou bilateral, é a complicação oftalmológica mais temível. Maniglia [21] em 1989 registrou dois casos, e Buss [22] um caso de secção bilateral dos nervos ópticos; vários outros casos de afecção unilateral irreversível do nervo óptico são registrados na literatura [23-25].

Complicações orbitárias

A constatação de hematoma orbitário ao acordar impõe um exame clínico simples à procura de sinais de gravidade [26,27].

É preciso pesquisar: uma queda da acuidade visual, midríase, exoftalmia, hipertonia ocular à palpação e problemas de oculomotricidade. No fim do exame, dois quadros clínicos podem se apresentar.

Se não houver queda de acuidade visual, existe uma simples equimose palpebral máxima no nível do canto interno (Figura 13.1), associada ou não a um enfisema subcutâneo mas sem problemas de visão, exoftalmia, midríase ou diplopia. Esse quadro clínico de hematoma orbitário simples pré-septal é felizmente o mais freqüente, ele está ligado a uma invasão da lâmina papirácea e da periórbita.

A conduta a seguir é simples: é preciso retirar o tamponamento do paciente, sobretudo se este era compressivo, e aplicar compressas geladas sobre o olho. Uma avaliação oftalmológica e um exame de TC poderão ser solicitados. O controle clínico continuará rigoroso lembrando a possibilidade de surgimento de um hematoma retro-orbitário.

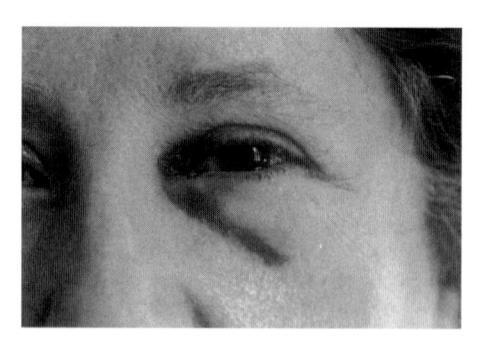

Figura 13.1: Hematoma palpebral pré-septal isolado.

Se houver uma queda da acuidade visual, uma afecção sensorial é sempre muito aventada, sendo ela muitas vezes ligada a um hematoma retro-orbitário, retro-septal, com sofrimento secundário do nervo óptico que a uma lesão nervosa direta.

Hematoma retro-orbitário (HRO)

A presença de sangue e de ar ao nível da órbita ocasiona um aumento da pressão intra-orbitária; quando esta se torna superior à pressão arterial, segue-se uma isquemia do nervo óptico e uma oclusão da artéria central da retina. Essas lesões são mais agravadas pelo estiramento do nervo óptico ligado à exoftalmia.

Clinicamente, existe um hematoma orbitário, uma exoftalmia dolorosa; a acuidade visual é diminuída; encontra-se uma midríase não-reativa associada a uma hipertonia ocular à palpação.

Diante desse quadro clínico típico de hematoma retro-orbitário, a conduta deve ser retirada do tamponamento, elevação da cabeça e colocação de compressas geladas.

O tratamento médico deve ser realizado com urgência:

- Manitol 20% 400 mg em halos em 20 minutos, acetazolamida 500 mg intravenoso, essas duas substâncias agem sobre a diurese podendo reduzir a pressão nas câmaras anterior e posterior do olho;
- Metilprednisolona 1 mg/kg para reduzir o edema do nervo óptico.

Uma massagem orbitária é iniciada tendo por objetivo reduzir a hiperpressão ocular redistribuindo os líquidos intra e extra-oculares.

Um exame oftalmológico deve ser solicitado com urgência, o fundo de olho mostrará desde o início sinais de estase venosa.

Um exame de TC só será solicitado se puder ser feito imediatamente, ele só confirmará um diagnóstico que continua sendo clínico. A realização de um exame de imagem não deve em nenhum caso retardar um procedimento de descompressão onde a rapidez de sua realização condicionará o prognóstico visual.

Se no momento não se observa melhora, é preciso saber que acima de uma hora de isquemia do nervo óptico as chances de recuperação da visão são nulas [23,27]. É preciso então realizar com urgência uma descompressão do nervo óptico por via transesfenoetmoidal sob anestesia geral:

- incisão paralateronasal, descolamento subperiósteo da parede interna da órbita, coagulação depois secção da artéria etmoidal anterior depois posterior;

- ao microscópio operatório (focal 300), ressecção da parte posterior da lâmina papirácea e abertura com broca diamantada da parede medial do forame óptico o mais longe possível para trás, ultrapassando suas paredes superiores e inferiores;
- incisão da bainha do nervo óptico.

Ainda que alguns casos de recuperação da acuidade visual sejam descritos na literatura, o prognóstico desses HRO continua gravíssimo, dos oito casos registrados por Maniglia [21] em 1989 nenhuma recuperação foi observada.

Afecção direta do nervo óptico

Ela é mais raramente responsável por cegueira, ligada muitas vezes a um traumatismo direto do nervo dentro do esfenóide, situa-se na face súpero-externa do seio podendo, em determinados casos, atravessar em ponte e ficar livre no esfenóide. Esse nervo óptico é tão exposto que existe uma hiperpneumatização do esfenóide e, em particular, da apófise clinóide. Uma incidência de 8% de protrusão do nervo no seio foi encontrada por Dessi [28] sobre a análise de 150 tomografias Ouaknine [29] encontrando 4% de deiscência óssea do canal óptico. A afecção direta do nervo óptico pode igualmente ser realizada no nível da célula de Onodi, sendo esta tão hiperpneumatizada, Stanckiewitcz [23] encontrou 12% de pneumatização perigosa dessa célula.

O quadro clínico é menos alarmante que para o HRO, e aqui encontramos uma cegueira com midríase não-reativa sem exoftalmia, nem hipertonia ocular.

Nesse caso, convém solicitar com urgência uma exploração por TC ou por RM, que visualizará a afecção do nervo óptico; entretanto, esta continua infelizmente irreversível quaisquer que sejam as terapêuticas utilizadas.

Problemas oculomotores

Eles podem surgir de maneira isolada mas são muitas vezes observados em associação com outras complicações orbitárias.

Se o músculo reto interno é o acometido com mais freqüência, o oblíquo superior e o reto inferior também o são de maneira não-excepcional [30,31]. A presença de lesões neurogênicas associadas é possível e agrava nitidamente o prognóstico.

A constatação no pós-operatório de uma disfunção oculomotora necessita de um diagnóstico preciso:

- releitura do relatório de anatomopatologia à procura de tecido muscular estriado;
- exame oftalmológico com teste de dução que permite diferenciar entre uma afecção muscular e uma afecção nervosa;
- exame de TC à procura de uma encarceração muscular, de uma eventual secção parcial ou completa de um músculo oculomotor.

Na ausência de recuperação no final de duas semanas, o diagnóstico de simples inflamação pode ser eliminado e convém realizar uma exploração cirúrgica com sutura eventual ou reinserção muscular. Essa reparação pode ser impossível pela perda de substância muscular; nesse caso, será realizada uma cirurgia do estrabismo residual que consiste em uma ressecção-transferência-reposição dos músculos antagonistas, que tem por objetivo restabelecer uma visão binocular no olhar primário.

Afecção da via lacrimal

Ela é raramente registrada na literatura ORL (1 caso em 1.000 etmoidectomias para Freedman [32]) e pode ser subestimada, pois a maioria dos casos é registrada por oftalmologistas [33-35].

A afecção da via lacrimal ocorre, no decorrer da meatotomia média, quando de seu aumento de trás para a frente com a pinça retrógrada [36] ou da meatotomia inferior.

Na óptica da prevenção de uma ferida da via lacrimal, é preferível realizar uma meatotomia média "da frente para trás"; em caso contrário, com utilização da rugina retrógrada, uma sensação de dureza óssea maior deve incitar à prudência; em caso de meatotomia inferior, é preciso tentar visualizar o orifício da via lacrimal (1 cm atrás da cabeça do corneto inferior).

Em caso de ferida da via lacrimal, visível no peroperatório, alguns autores preconizam uma reparação secundária (esperando uma cicatrização favorável ou uma estomia funcional) para outros, uma intubação bicanalicular pode ser imediatamente realizada e mantida por um período de dois meses [37].

Pode existir uma epífora transitória durante a primeira semana relacionada ao tamponamento e ao edema; em caso de persistência, é a dacriocistografia que precisará o local e o caráter completo ou não da estenose:

- se ela for parcial, uma intubação bicanalicular durante seis meses a um ano poderá ser realizada;
- em caso contrário, é uma indicação de dacriorrinocistostomia por via endonasal com excelentes resultados, para todos os autores.

■ Complicações cranianas

Nós não consideraremos as "falsas rotas" endocranianas maiores reveladas no pós-operatório por problemas neurológicos diversos, cuja evolução é muitas vezes gravíssima e cuja avaliação é puramente neurocirúrgica.

Geralmente, dois quadros clínicos são encontrados no pós-operatório: uma síndrome meníngea febril ou uma rinorréia cerebroespinhal isolada aparecendo na retirada do tamponamento [38,39]. A conduta a ser tomada será mais ou menos equivalente nos dois casos.

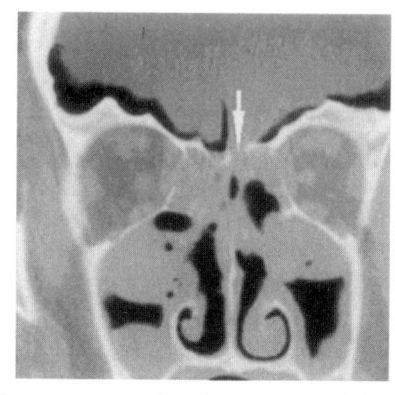

Figura 13.2: TC em corte coronal. Erosão no nível da lâmina crivosa do lado esquerdo (flecha) com pneumoencéfalo associada.

Em urgência, um *scanner* do compartimento anterior em cortes coronais e craniano será realizado a fim de localizar o defeito ósseo (Figura 13.2) e de procurar eventuais complicações endocranianas associadas.

Em caso de síndrome febril e/ou síndrome meníngea, uma punção lombar será praticada.

Quaisquer que sejam o estado clínico do paciente e o tipo de procedimento considerado para reparar essa falha meníngea, um exame neurocirúrgico deve ser solicitado com urgência.

Na presença de uma meningite cerebroespinhal, o fechamento da fístula só será efetuado uma vez que o problema infeccioso tenha sido resolvido.

Esse fechamento, na ausência de complicação endocraniana associada, deve ser realizado sob anestesia geral por via endonasal, segundo a técnica anteriormente descrita.

Em caso de persistência da RCS no pós-operatório, o mesmo procedimento poderá ser praticado por via externa (via transfacial ou via de desluvamento em função da localização da fístula).

Somente em caso de fracasso das vias intranasais é que a via alta de abordagem neurocirúrgica do comportamento anterior será realizada; esta apresenta a vantagem de poder fazer um diagnóstico preciso das lesões e permitir uma sutura da dura-máter; ela apresenta entretanto uma morbidade mais elevada que as técnicas exocranianas, tendo como conseqüências uma anosmia muitas vezes definitiva e um risco de cominuição.

■ Síndrome das cavidades fechadas

Essa síndrome (ou *síndrome do choque tóxico*) continua excepcional (16/100.000) [18,28,40]. Ela está ligada ao tampão das cavidades nasossinusais e se apresenta sob a forma de um estado de choque febril associado a uma eritrodermia. Seria devida à liberação de enterotoxinas por determinadas cepas de *Staphylococcus aureus*. O tratamento ocorre por retirada do tampão e limpeza de uma eventual lâmina de Silastic, a reanimação do estado de choque e a administração de uma antibioticoterapia eficaz contra os germes produtores de betalactamases.

COMPLICAÇÕES TARDIAS

São certamente as mais freqüentes e as menos registradas na literatura. Elas surgem de maneira insidiosa a partir das primeiras semanas e aparecem às vezes vários meses ou anos mais tarde.

■ Sinéquias

Se elas não têm a gravidade das complicações anteriores, elas podem comprometer os resultados funcionais de uma cirurgia perfeitamente realizada [3,38,41-47]. Sua incidência varia entre 1,2% e 29%. Elas se formam entre os cornetos inferior ou médio e o septo ou a parede lateral. Elas são muitas vezes assintomáticas e sem conseqüência funcional; entretanto, quando elas se localizam entre o corneto médio e a parede lateral, elas podem comprometer a drenagem das cavidades sinusais e o acesso a estas da corticoterapia tópica, sua localização entre o corneto inferior e a separação pode ocasionar uma obstrução nasal. A prevenção é ainda o melhor tratamento.

É preciso no peroperatório corrigir os desvios septais e as anomalias morfológicas do corneto médio e colocar durante alguns dias uma lâmina de Silastic em caso de ferida da mucosa (entre cornetos e separação nasal).

Os cuidados pós-operatórios são essenciais a fim de prevenir a formação de sinéquias: lavagens das fossas nasais com grande volume de líquido, controle endoscópico retirando eventuais pontes fibrinosas ou coágulos entre a separação e a parede lateral.

Em caso de sinéquias funcionalmente incômodas, uma secção com tesoura ou *laser* pode ser realizada seguido da colocação de uma lâmina de Silastic a fim de prevenir a recidiva.

■ Estenoses do recesso frontal

Se todos os autores as citam, fica difícil apreciar a freqüência. Elas surgem muitas vezes em caso de seio frontal "sadio" no pré-operatório. Sua avaliação cirúrgica é extremamente difícil, sendo elevado o risco de recidiva qualquer que seja a técnica utilizada. A prevenção dessas complicações é essencial e repousa sobre o estrito respeito da mucosa do recesso frontal (Figura 13.3 A e B).

As técnicas cirúrgicas de tratamento dessas estenoses são múltiplas [48], nenhuma garantindo uma cura definitiva de longo prazo. Parece então lícito considerar uma abordagem cirúrgica progressiva começando pelos procedimentos mais "simples": repermeabilização por via baixa endonasal endoscópica associada à colocação de uma drenagem frontal perioperatória. Em determinados casos de estenose "baixa" do canal, pode-se encontrar um remanescente do uncinado no local ou um fechamento por união fora do resíduo de corneto médio.

Em caso de fracasso, uma via baixa endoscópica é realizada de maneira isolada por determinados autores com alargamento do assoalho do seio frontal antes do canal nasofrontal respeitando a mucosa posterior do canal. Outros realizam esse mesmo procedimento associando a via endonasal a uma abordagem externa do seio frontal (direta ou por via coronal); esse alargamento do assoalho do seio frontal pode ser completado pela ressecção da parte alta e anterior do septo nasal. Essas diferentes técnicas podem ser associadas a uma calibragem do canal nasofrontal, que é muitas vezes por uma lâmina de Silastic enrolada sobre ela mesma e deixada no local durante 3 a 6 meses. Apesar de aberturas muito grandes, pode-se ver, quanto ao processo de cicatrização óssea, estenoses secundárias do seio frontal.

Se as técnicas anteriores de repermeabilização fracassarem, convém então considerar técnicas de exclusão do seio frontal. Duas abordagens diferentes são possíveis.

O preenchimento do seio frontal é reservado aos "pequenos" seios frontais. Após abordagem coronal, corta-se uma parte óssea à custa da parede anterior do seio frontal depois se efetua a ablação cuidadosa de toda a mucosa, a escolha do tecido de preenchimento sendo também variável em função dos operadores; se os materiais autólogos devem ser retidos, em parti-

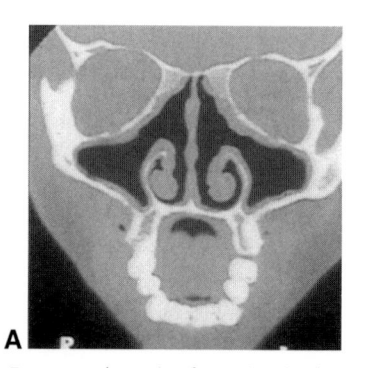

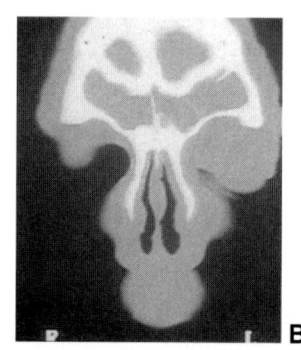

Figura 13.3 A e B: Estenose dos seios frontais pós-abertura etmoidal bilateral.

cular nesses meios sépticos, determinados autores utilizam a gordura abdominal, que não o tecido ósseo coletado no nível da crista ilíaca.

A exclusão neurocirúrgica do seio frontal é considerada em casos de seios frontais muito grandes. Após abordagem neurocirúrgica extradural, realiza-se ablação da parede posterior dos seios frontais, a curetagem cuidadosa de toda mucosa sinusal e a obturação do canal naso-frontal.

■ Mucoceles

Elas podem surgir vários anos após o procedimento cirúrgico e são ligadas ao gênio evolutivo da doença sinusal; isso explica sua maior freqüência nas poliposes que surgem no quadro de uma doença de Widal ou de uma mucoviscidose. A localização dessas mucoceles é muitas vezes etmoidal ou etmoidofrontal, o que as torna perfeitamente acessíveis a uma simples marsupialização por via endonasal endoscópica, procedimento este devendo ser associado a uma retomada cirúrgica da doença polipóide.

■ Parafinomas orbitários

Essas lesões são excepcionais e são ligadas à passagem de corpo gorduroso, retido na órbita, em caso de lesão da parede interna [40]. Elas se manifestam pelo aparecimento, após algumas semanas de intervenção, de um pseudotumor inflamatório da órbita. A exérese cirúrgica dessa lesão é difícil pela ausência de limites claros e pela reação inflamatória. A prevenção dessas complicações passa pela abstenção de qualquer colocação de pomada na cavidade operatória ou sobre o tampão, em especial em caso de rompimento da lâmina orbitária.

CONCLUSÃO

Se os progressos técnicos poderão talvez no futuro diminuir a freqüência dessas complicações, elas podem, no atual estado, sempre surgir e isso em todas as suas formas; isso impõe então, além da formação rigorosa do cirurgião e uma informação clara do paciente, fazer indicações indiscutíveis e avaliar de maneira padronizada essas complicações quando elas aparecerem.

Bibliografia

[1] Stammberger H, Posawetz W. Functional endoscopic sinus surgery. Concept, indications and results of the Messerklinger technique. *Eur Arch Otorhinolaryngol* 1990;*a2247*:3-76.
[2] Wigand ME, Hosemann WG. Results of endoscopic surgery of the paranasal sinuses and anterior skull base. *J Otolaryngol* 1991;*20*:385-390.
[3] Schaefer SD, Manning S, Close LG. Endoscopic paranasal sinus surgery: indications and considerations. *Laryngoscope* 1989;*99*:1-5.
[4] Kennedy D, Zinreich S, Hassab M. The internal carotid artery as it relates to endonasal spheno-ethmoidectomy. *Am J Rhinol* 1990;*4*:7-12.
[5] Pedersen RA, Troost BT, Schramm VL. Carotid-cavernous fistula after ethmoid sphenoid surgery. *Arch Otolaryngol* 1981;*107*:307-309.
[6] Levine SB, Gill AJ, Levinson SR. Diagnostic nasal endoscopy and functional endoscopic sinus surgery: an update and review of complications. *Conn Med* 1991;*5*:574-576.

[7] Kainz J, Stammberger H. The roof of the anterior ehtmoid: a place of least resistance in the skull base. *Am J Rhinol* 1989;*3*:191-199.
[8] Klossek JM, Fontanel JP. *La chirurgie endonasale sous guidage endoscopique*. Masson, Paris.
[9] Yessenow R, McCabe B. The osteo-mucoperiostel flap in repair of cerebrospinal fluid rhinorhea: a 20-year experience. *Otolaryngol Head Neck Surg* 1989;*101*:555558.
[10] Wigand ME, Hoseman W. *Endoscopic surgery of the paranasal sinuses and anterior skull base*. Thieme Medical Publishers, Inc., New York, 1990.
[11] Toffel PH, Aroesty DJ, Weinmann RH. Secure endoscopic sinus surgery as an adjunct to functional nasal surgery. *Arch Otolaryngol Head Neck Surg* 1989;*115*:822-825.
[12] Sataloff RT, Zwillenberg D, Myers DL. Middle turbinectomy complicated by cerebrospinal leak. *Am J Rhinol* 1988;*2*:27-31.
[13] Stankiewicz JA. Complications of endoscopic sinus surgery. *Otolaryngol Clin North Am* 1989;22:749-758.
[14] Castillo L, Jaklis A, Paquis P, Haddad A, Santini J. Nasal endoscopic repair of cerebrospinal fluid rhinorrhea. *Rhinology* 1999;*33*:33-36.
[15] Castillo L, Paquis P, Mélanger M, Kestemont P, Santini J, Demard F. Rhnnorrhée cérébrospinale. Traitement par voie endonasale sous guidage endoscopique. *J Fr Oto Rhino Laryngol* 1996;*45*:395-399.
[16] Mattox DE, Kennedy DW. Endoscopic management of cerebrospinal fluid leaks and cephaloceles. *Laryngoscope* 1990;*100*:857-862.
[17] Ouaknine GE, Hardy J. Microsurgical anatomy of the pituitary gland and the sellar region: the bony structures. *Am Surg* 1987;*53*:291-295.
[18] Younis RT, Gross CW, Lazar RH. Toxic shock syndrome following functional endonasal sinus surgery. A case report. *Head Neck Surg* 1991;*13*:247-248.
[19] Bertrand B, Bouton V. Complications ophtalmologiques de la chirurgie ethmoïdale. *Cabiers d'ORL XXVI* 1991;*5*:260-263.
[20] Dutton JJ. Orbital complications of paranasal sinus surgery. *Ophtalmol Plast Reconstr Surg* 2:119-127.
[21] Buus DR, Tse DT, Farris BK. Ophtalmic complications of sinus surgery. *Ophtalmology* 1990;*97*:612-619.
[22] Stankiewicz JA. Blindness and intranasal endoscopic ethmoidectomy: prevention and management. *Otolaryngol Head Neck Surg* 1989;*101*:320-329.
[23] Stankiewicz JA. Cerebrospinal fluid fistula and endoscopic sinus surgery. *Laryngoscope* 1991;*101*:250-256.
[24] Stankiewicz JA. Complications in endoscopic intranasal ethmoidectomy: an update. *Laryngoscope* 1989;*99*:686-690.
[25] May M, Hillsamer P, Hoffmann DF. Management of orbital hematoma following functional endoscopic sinus surgery. *Am J Rhinol* 1991;*5(2)*:47-50.
[26] Thompson RF, Glukman JL, Kulwin D, Savoury L. Orbital hemorrhage during sinus surgery. *Otolaryngol Head Neck Surg* 1990;*102*:45-50.
[27] Dessi P, Moulin G, Castro F, Chagnaud C, Cannoni M. Protrution if the optic nerve into the ethmoid and the sphenoid sinus: prospective study of 150 CT studies. *Neuroradiology* 1994;*36*:515-516.
[28] Papay FA, Maggiano H, Dominquez S. Rigid endoscopic repair of paranasal sinus cerebrospinal fluid fistulas. *Laryngoscope* 1989;*99*:1195-1201.
[29] Flynn JT, Mitchel KB, Fuller DG, London HB, Cotten HB. Ocular motility complications following intranasal surgery. *Arch Ophtalmol* 1979;*97*:453-458.
[30] Maniglia AJ. Fatal and other major complications secondary to nasal and sinus surgery. *Laryngoscope* 1989;*101*:349-354.
[31] Mark LE, Kennerdell JS. Medial rectus injury from intranasal surgery. *Arch Ophtalm* 1979;97.459-461.
[32] Freedman HM, Kern EB. Complications of intranasal ethmoidectomy: a review of 1 000 consecutive cases. *Laryngoscope* 1979;*89*:421-434.
[33] Metson R. The endoscopic approach for revision dacryocystorhinostomy. *Laryngoscope* 1990;*100(12)*:1-4.
[34] Meyers AD, Hawes MJ. Nasolacrimal obstruction obstruction after inferior meatus nasal antrostomy. *Arch Otolaryngol Head Neck Surg* 1991;*117*:208-211.

[35] Serdahl CL, Berris CE, Choile RA. Nasolacrimal duct obstruction after endoscopic sinus surgery. *Arch Ophtalmol* 1990;*108*:391-392.
[36] Kennedy DW, Zinreich SJ, Kuhn F. Endoscopic middle meatal antrostomy theory, technique and patency. *Laryngoscope* 1987;*97;*Suppl 43.
[37] Eloy P, Bertrand B, Rombaux P. Medical and surgical management of chronic sinusitis. *Acta Oto Rhino Laryngo* Belg 1997;*51*:271-284.
[38] May M, Levine HL, Mester SJ, Schaitkin B. Complications of endoscopic sinus surgery: analysis of 2,018 patients. Incidence and prevention. *Laryngoscope* 1994;*106*:1080-1083.
[39] Salman SD. Complications of endoscopic sinus surgery. *Am J Otolaryngol* 1991;*12*:326-328.
[40] Breda SD, Jacobs JB, Lebowitz AS. Toxic shock syndrome in nasal surgery: a physiochemical and microbiologic evaluation of Merocel and Nu Gauze nasal packing. *Laryngoscope* 1987;*97*:1388-1391.
[41] Castillo L, Verschuur HP, Poissonnet G, Vaille G, Santini J. Complications of endoscopically guided sinus surgery. *Rhinology* 1996;*34*:215-218.
[42] Dessi P, Castro F, Triglia JM, Zanaret M, Cannoni M. Major complications of sinus surgery: a review of 1 192 procedures. *J Laryngol Otol* 1994 Mar; *108(3)*:212-215.
[43] Lawson W. The intranasal ethmoidectomy: an experience with 1,077 procedures. *Laryngoscope* 1991;*101*:367-371.
[44] Smith LF, Brindley PC. Indications, evaluation, complications and results of functional endoscopic sinus surgery in 200 patients. *Otolaryngol Head Neck Surg* 1993;*108*:688-696.
[45] Sogg A. Long-term results of ethmoid surgery. *Ann Otol Rhinol Laryngol* 1989;*98*:699-701.
[46] Stoll D, Zennaro, Dumon Th, Adjibabi W. Complications de la microchirurgie endonasale. *Rev Laryngol Otol Rhinol* 1995;*116-3*:191-194.
[47] Vleming M, Middelweer RJ, De Vries N. Complications of endoscopic sinus surgery. *Arch Otolaryngol Head Neck Surg* 1992;*118*:617-623.
[48] Bouton V, D'Ornano PH, Sanson J. Obstruction frontale après chirurgie endoscopique: principales causes et propositions thérapeutiques. *Rev Soc Fr ORL* 1995;*33*:9-16.
[49] Buttner C, Witschel H Chronic lipogranuloma of the eyelids after paranasal sinus operations. *Fortschr Ophthalmol* 1991;*88(5)*:566-568.
[50] De Vries N, van der Baan S. Toxic shock syndrome after nasal surgery: is prevention possible? *Rhinology* 1989;*27*:125-128.
[51] Friedman WH, Katsantonis GP. The role of standard technique in modern sinus surgery. *Otolaryngol Clin North Am* 1989;*22*:759-775.
[52] Kinsella JB, Calhoun KH, Bradfield JJ, Hokanson JA, Bailey BJ. Complications of endoscopic sinus surgery in a residency training program. *Laryngoscope* 1995;*105*:1029-1032.
[53] Rice DH. Endoscopic sinus surgery: results at 2-year follow-up. *Otolaryngol Head Neck Surg* 1989;*101*:476-479.
[54] Serrano E, Bertrand B, Castillo L *et al*. The complications of endoscopic nasal surgery. *Rev Laryngol Otol Rhinol* 1998;*119*:137-143.
[55] Stevens HE, Blair NJ. Intranasal spheno-ethmoidectomy: 10-year experience and literature review. *J Otolaryngol* 1988;*17*:254-258.
[56] Strempel I. Orbital lipogranuloma. *Ophthalmologica* 1987;*195(2)*:104-108.

14

A SINUSITE CRÔNICA DA CRIANÇA EXISTE?

T. VAN DEN ABBEELE

Por trás desse título voluntariamente provocador surge o debate que ainda divide os partidários do tratamento cirúrgico das patologias rinossinusais crônicas da criança e, em particular, os promotores da cirurgia dita mínima ou funcional dos seios (ou FESS dos anglo-saxões) e os defensores do tratamento puramente clínico. Como sempre, a "verdade" se encontra provavelmente entre essas duas condutas extremas. Esse breve capítulo visará então mostrar que a patologia rinossinusal crônica da criança é uma realidade mas que sua avaliação é antes de tudo clínica, adaptada aos fatores etiológicos encontrados durante uma anamnese detalhada. O tratamento cirúrgico só se concebe em segunda intenção e deve ser discutido e programado para se obter o resultado esperado, isto é, a cura ou a melhora da criança sem ou com o mínimo de efeitos indesejáveis.

O QUE É UMA SINUSITE OU DE PREFERÊNCIA UMA RINOSSINUSITE CRÔNICA E COMO DIAGNOSTICÁ-LA CLINICAMENTE?

A simples evocação do nome "sinusite" já coloca o problema na criança. O termo rinossinusite parece claramente preferível ao de sinusite simples, tanto que existe na criança um contínuo entre rinite e sinusite. De fato, é raro encontrar em uma criança uma sinusite isolada aguda ou crônica sem componente nasal [1,2]. Além disso, o diagnóstico diferencial entre uma afecção estritamente do tipo rinite ou sinusite é difícil sem ter recurso a exames paraclínicos, geralmente a aquisição de imagem. Em compensação, é preciso diferenciar bem a rinofaringite, onde a freqüência na criança jovem é tal que constitui uma "passagem obrigatória" no processo de maturação do sistema imunológico. Trata-se de fato da patologia mais freqüente entre 6 meses e 6 anos cuja origem viral é perfeitamente documentada (rinovirus, adenovírus, mixovírus, enterovírus e particularmente no recém-nascido o vírus respiratório sincicial ou VRS): Essa afecção atinge o conjunto das células epiteliais das vias respiratórias altas que possuem receptores para esses vírus e, portanto, em primeiro lugar as mucosas rinofaringossinusais. Elas se acompanham muitas vezes de uma febre moderada e a cura é habitual e espontânea em menos de uma semana. Entretanto, os episódios de infecção local nasal não são raros e se apresentam sob a forma de uma rinite purulenta mas sem caráter de gravidade, não constituindo propriamente uma "rinossinusite" aguda [3]. Da mesma forma as rinofaringites ditas "crônicas" são apenas a repetição, em uma freqüência anormal, desses episódios mas não devem ser confundidos com as "rinossinusites" crônicas que implicam uma patologia crônica associada do seio. As rinossinusites da criança foram o assunto em 1996 de uma conferência de consenso [2] que deduz três formas clínicas principais: as rinossinusites agudas exteriorizadas ou não, as rinossinusites agudas recidivantes e as rinossinusites crônicas. Os sinais clínicos comuns a essas três entidades são a obstrução nasal, a rinorréia e as cefaléias, sabendo que as formas crônicas têm muitas vezes sintomas mais discretos, exceto quando em episódios de exacerbação. As formas agudas ditas severas são habitualmente acompanhadas de febre alta, de uma rinorréia purulenta, até mesmo fétida e de um edema periorbitário compreendendo o quadro de exteriorização. Esta última é o apanágio da criança de menos de 5 anos sob a forma do quadro clássico de etmoidite aguda exteriorizada. Por definição, uma rinossinusite aguda deve durar menos de 12 semanas e, na prática, a evolução é favorável sob tratamento adaptado em menos de 15 dias. Essas formas agudas têm uma origem bacteriana, onde a ecologia é comparável a do portador rinofaríngeo e das otites médias agudas, dominada pelos *Streptococcus pneumoniae, Haemophillus influenzae* e *Branhamella catarrhalis* [4].

A fronteira entre formas agudas prolongadas e formas crônicas foi então fixada em 3 meses mas, na prática, uma rinossinusite aguda não tendo evoluído com tratamento clínico, geralmente antibiótico, bem conduzido (ver o parágrafo que diz respeito ao tratamento) após 1 a 2 meses deve evocar uma afecção crônica cujos sintomas rinológicos são muitas vezes discretos, muito comparáveis às rinossinusites agudas banais e muitas vezes acompanhados de cefaléias, tosse crônica e mau hálito. Esses sintomas são mais freqüentemente registrados pelos pais ao passo que a criança parece muitas vezes pouco perturbada por eles [5]. A afecção bacteriana também está em questão mas provavelmente a um grau menor que nas formas agudas e, para alguns, com uma participação de germes anaeróbios [6]. Essas formas crônicas são muito raras antes dos 7-8 anos e predominam sobre os seios maxilares e as células etmoidais anteriores. As formas unilaterais são raras e devem antes de tudo suspeitar um corpo estranho das fossas nasais às vezes presente há muito tempo, uma atresia coanal unilateral desconhecida, um pólipo solitário de Killian, etc.

As sinusites esfenoidais são raras na criança mas podem estar presentes desde a idade de 8 anos, mesmo elas sendo mais freqüentes a partir da adolescência. As formas agudas dão habitualmente um quadro "pseudomeningítico" associando febre, fotofobia, até visão fora de foco e impõem uma antibioticoterapia parenteral de urgência muitas vezes completada por uma drenagem cirúrgica [7]. As formas crônicas são mais freqüentes, mas muitas vezes de início insidioso e limitadas a cefaléias posteriores fortes e às vezes uma sensação de visão fora de foco relacionados a uma nefrite óptica.

As sinusites frontais são excepcionais antes da adolescência e são muitas vezes reveladas por complicações intracranianas do tipo de abscessos frontais e continuam com tratamento clínico direcionado ao próprio seio [8].

FATORES ETIOLÓGICOS

Parece cada vez mais que a rinossinusite crônica é uma doença multifatorial cujo mecanismo principal é um edema da mucosa generalizado cujas conseqüências sobre a permeabilidade dos óstios sinusais são rápidas devido a seu estreito calibre. A infecção da secreção estagnada é quase constante mas não constituiria o *"primum movens"* [9].

Os fatores classicamente reconhecidos são a alergia, a hipertrofia adenoideana, os déficits imunológicos e, muito mais raramente, a mucoviscidose e as discinesias ciliares. Muito recentemente, a responsabilidade do refluxo gastroesofágico foi demonstrada por vários estudos

[10,11] e este, negligenciado até hoje, poderia constituir o fator principal de rinossinusite crônica na criança.

A alergia é certamente um dos fatores principais do edema da mucosa nasal. Certos estudos mostraram a positividade dos testes cutâneos aos pneumoalergênicos em 80% das crianças que apresentam uma rinossinusite crônica [12]. Os mesmos pacientes apresentavam uma associação aos alergênicos alimentares e particularmente as proteínas do leite. A enquete alérgica deve então fazer parte do exame sistemático das crianças que apresentam uma rinossinusite crônica. A cronologia dos exames complementares ainda é debatida, mas a anamnese continua a base de toda investigação alérgica completa por testes cutâneos ou a pesquisa de IgE total sanguíneo aumentado ou um teste do tipo Phadiatop. A pesquisa de IgE específica, muito cara, não é justificada na ausência de testes cutâneos.

Os déficits imunológicos não são raros quando eles têm como objeto uma subclasse de IgG e de IgA. Sua imputabilidade nas sinusites crônicas da criança foi recentemente aventada [5], mas a relação causal direta entre o tipo de Ig deficiente e a patologia em questão ainda continua obscura. Em compensação, a existência de déficits imunológicos humorais severos do tipo agamaglobulinemia ligada ao cromossoma X podem explicar uma rinossinusite crônica e beneficiar um tratamento etiológico. Com relação às formas banais, o alto custo das dosagens das subclasses de Ig leva a não procurá-los sistematicamente.

A mucoviscidose, patologia geneticamente transmitida de acordo com o modo autossômico recessivo e ligada a uma mutação do gene da CFTR, é uma causa indiscutível de rinossinusites crônicas. A afecção sinusal atinge mais da metade das crianças e começa muitas vezes desde os 3-4 anos. As principais formas são uma rinossinusite crônica maxilar bilateral constituindo verdadeiras mucoceles e/ou uma polipose nasossinusal crônica [13,14]. O diagnóstico é geralmente efetuado pelo teste do suor. O prognóstico da doença é evidentemente ligado à afecção parenquimatosa pulmonar, mas a avaliação dessas crianças pelo ORL é indispensável. Em qualquer descoberta de polipose (exceto o pólipo solitário de Killian na sua forma típica) ou mucocele não-explicada na criança, mesmo na ausência de qualquer sinal digestivo ou pulmonar, deve ser feito um teste do suor.

As discinesias ciliares primárias são mais raras que a mucoviscidose mas é possível que sua freqüência seja subestimada. A apresentação é muitas vezes confusa, associando uma afecção pulmonar, sob a forma de bronquites de repetição e dilatação dos brônquios e de rinossinusites crônicas ou de repetição muitas vezes rebeldes a qualquer tratamento [15].

A pesquisa de uma discinesia ciliar pode ocorrer por observação da ausência de batimentos dos cílios sobre esfregaço de mucosa nasal e em caso de negatividade por estudo ultra-estrutural dos cílios.

O refluxo gastroesofágico recentemente apareceu como a causa principal de laringites subglóticas e de otites de repetição, mas parece que a patologia rinossinusal também é considerada. A dificuldade reside na ausência habitual de sinais digestivos como náuseas ou pirose. O refluxo gastroesofágico "silencioso" é então uma entidade particular que atinge principalmente as vias aerodigestivas superiores. Estudos recentes por pH-metria de 24 horas parecem mostrar uma freqüência importante do refluxo gastroesofágico da ordem de 80% nas patologias rinossinusais crônicas, até mesmo obstrução nasal crônica [16]. Dados pessoais sobre 30 crianças que apresentam sintomas rinossinusais crônicos ou recidivantes revelam a presença de RGE em 25 casos (83%). Os critérios clássicos de positividade da pH-metria (mais de 4% do tempo de medida com pH < 4) não parecem adaptados às patologias extradigestivas e particularmente em ORL. A análise desses registros mostra muitas vezes vários refluxos de duração muito curta (mais de 60 episódios/24 horas) onde o tempo acumulado ultrapassa apenas 4% no nível do esôfago baixo onde a patogenicidade sobre as mucosas rinofaríngeas é certa. Uma reavaliação desses critérios com relação à patologia das vias aéreas superiores deveria ser objeto de estudos.

Em qualquer caso de rinossinusite crônica ou recidivante inexplicada da criança deve-se procurar um refluxo gastroesofágico e se possível realizar uma pH-metria das 24 horas. Parece existir uma concordância muito importante entre um aspecto fibroscópico de laringite posterior e retrocricoidiana e a positividade da pH-metria [17]. Esse sinal, facilmente procurado em nasofibroscopia, é muito específico mas pouco sensível, a sua ausência não elimina o RGE.

Em caso de negatividade da pesquisa etiológica, e na presença de um pacote de vegetações adenóides hipertróficas e edemaciadas cuja exérese dá às vezes excelentes resultados. A presença dessas vegetações não explica a rinossinusite mas pode favorecer a estagnação de secreções purulentas e as infecções a germes presentes na rinofaringe. Ela seria colocada em questão na entidade "rinossinusite aguda de repetição".

PAPEL DOS EXAMES DE IMAGEM: RADIOGRAFIAS SIMPLES OU TOMOGRAFIA COMPUTADORIZADA?

A radiografia clássica do seio em incidência de Blondeau não tem muito interesse exceto por ser de baixo custo, facilmente disponível e de baixa dose de irradiação. Em compensação, as informações trazidas são muito limitadas [18]. As imagens enganosas são freqüentes sobretudo na criança por causa do tamanho pequeno dos seios, em particular maxilares (hipoplasia de um seio maxilar, projeção das partes moles, etc.). A presença de nível hidroaereo é a única imagem específica, entretanto mas rara e sobretudo constatada quando há episódios de infecção.

A TC tornou-se o exame principal, mas ela é mais dispendiosa e libera uma dose de raios aproximadamente dez vezes superior às técnicas convencionais. Entretanto, protocolos de "dose fraca" estão em desenvolvimento. Os exames repetidos devem ser evitados. Fora da indicação de urgência (etmoidite aguda exteriorizada, sinusite frontal aguda bloqueada, pesquisa de complicações intracranianas, etc.), o exame tomodensitométrico não é justificado em uma rinossinusite aguda banal. A constatação de imagens tomográficas anormais também é muito freqüente nos pacientes assintomáticos [19] e quase sistemática em caso de resfriado banal ou em criança jovem [20]. A principal indicação é então a rinossinusite crônica e, idealmente, o exame deve ser realizado fora de uma infecção, de maneira a não agravar as lesões preexistentes.

A TC permite além disso visualizar variações anatômicas cuja responsabilidade na constituição de uma rinossinusite crônica é muito controversa. A anomalia encontrada com mais freqüência é uma pneumatização anormal da cabeça do corneto médio ou concha bolhosa (10% dos casos), uma curvatura paradoxal do corneto médio ou uma hipertrofia das células infraorbitárias de Haller. Vários estudos mostraram a ausência de correlação entre a existência dessas variantes anatômicas e a existência de imagens patológicas do complexo ostiomeatal e das cavidades sinusais [21,22]. A afecção sinusal sendo muitas vezes bilateral.

PRINCÍPIOS TERAPÊUTICOS

Demonstramos que a rinossinusite da criança, aguda, recidivante ou crônica é uma doença multifatorial podendo associar diversas causas de inflamação e de infecção das vias respiratórias altas. O campo cirúrgico é limitado por definição, mas não nulo.

■ Tratamento clínico

O tratamento clínico das rinossinusites crônicas repousa sobre terapêuticas locais e sistêmicas. O tratamento local é fundamental e consiste na limpeza das secreções purulentas e mucosas e dos resíduos que obstruem as fossas nasais da criança. O aprendizado do ato de assoar o nariz combinado com lavagens das fossas nasais com solução salina continua a base do tratamento local. Estudos recentes parecem indicar uma superioridade do soro hipertônico sobre o soro salino isotônico por aumento da limpeza mucociliar e efeito osmótico direto [23,24]. Os vasoconstritores, atualmente utilizados no adulto, não são autorizados para crianças antes dos 7 anos e, além do conforto nasal, não provaram eficácia suplementar em relação ao soro salino [25].

A antibioticoterapia constitui o tratamento sistêmico mais empregado mas seu uso continua controverso fora das formas agudas de rinossinusite. Assim, vários estudos nas crianças que têm rinorréia purulenta crônica há mais de 3 meses compararam o tratamento por antibioticoterapia (amoxicilina) e tratamento local *versus* tratamento local isolado sem encontrar diferença significativa [26,27]. Entretanto, esses estudos são antigos e a emergência de resistência aos antibióticos como os *Haemophilus* produtores de betalactamases ou os *Streptococcus pneumoniae* de sensibilidade diminuída é à favor da utilização de antibióticos. A atitude recomendada [2] é primeiro tratamento com antibióticos como um delalactâmico (amoxicilina-ac/Clavulânico ou Cefuroxima-axetil) por duas semanas. Em caso de fracasso, no final de uma semana de tratamento, um outro antibiótico deve ser tentado, e em caso de novo fracasso, seria lícito efetuar uma coleta bacteriológica no meato médio e/ou buscar uma causa geral (alergia, déficit imunológico, RGE, mucoviscidose, etc.).

Em caso de alergia em que o alérgeno pôde ser identificado, a primeira medida é a eliminação deste, se possível. Os esteróides locais e os anti-histamínicos do tipo H1 (de segunda geração) encontram aí sua melhor indicação. Os corticóides parecem sobretudo eficazes sobre a obstrução nasal, ao passo que os anti-histamínicos reduzem a rinorréia e os espirros.

Em caso de refluxo gastroesofágico comprovado, as modalidades terapêuticas dependem da idade da criança. A elevação da cabeceira da cama e a eliminação de determinados alimentos ácidos (suco de laranja) ou contendo cafeína (determinados refrigerantes) são as primeiras medidas mas são muito insuficientes. É preciso combinar um tratamento inicial com procinéticos (cisaprida ou metoclopramida) e anti-secretórios (antiH2 ou sobretudo inibidores da bomba H +/ATPase como o omeprazol ou o lansoprazol). A duração do tratamento não está claramente estabelecida, mas em média 3 a 6 meses para os procinéticos e de 3-6 semanas para os anti-secretórios. Esse tratamento é eficaz em mais de 2/3 dos pacientes (dados pessoais e [16]). As recaídas com a interrupção do tratamento são freqüentes e são um argumento responsabilidade do refluxo na patologia. Curas repetidas intervaladas de períodos sem tratamento são muitas vezes suficientes. O tratamento cirúrgico do refluxo (intervenção de Nissen ou técnicas derivadas) não é proposto nas patologias rinossinusais.

No caso particular da mucoviscidose, a obstrução das fossas nasais é muitas vezes permanente, agravada por uma colonização bacteriana por *Staphylococcus aureus* e/ou *Pseudomonas*. Lavagens locais várias vezes ao dia com uma solução salina adicionada de tobramicina parecem trazer uma melhora [28].

■ Indicações do tratamento cirúrgico

O desenvolvimento da cirurgia endoscópica reduziu consideravelmente a morbidade cirúrgica em determinadas patologias nasossinusais, como as poliposes extensas ou os pólipos de Killian, as sinusites fúngicas, as mucoceles e determinadas malformações congênitas (atresias coanais, etc.). O entusiasmo inicial dos pioneiros dessa cirurgia os conduziu a excessos e a um aumento abusivo das indicações cirúrgicas. Determinados autores também registraram mais de 80% de bons resultados sobre várias centenas de crianças operadas para rinossinusite crônica [12,29]. Entretanto, a comparação desses resultados com aqueles obtidos sob tratamento clínico durante o mesmo período não é a favor da cirurgia [30] e esses mesmos autores reconheceram depois terem feito "falsa rota" e reduzido consideravelmente suas indicações cirúrgicas em proveito de uma abordagem mais clínica [31]. Fora as crianças portadoras de mucoviscidose, as indicações cirúrgicas são reservadas aos fracassos dos tratamentos clínicos (várias semanas de antibioticoterapia) após enquete etiológica e tratamento dos fatores de risco encontrados (alergia, refluxo, etc.). as esfenoetmoidectomias extensas recomendadas nas poliposes nasossinusais não têm seu lugar na rinossinusite crônica, ou a cirurgia deve se limitar ao complexo ostiomeatal (realização de uma antrostomia maxilar e abertura das células etmoidais anteriores muitas vezes limitada à bolha).

CONCLUSÃO

A resposta à questão colocada "as sinusites crônicas da criança existem?" é indiscutivelmente positiva, mas trata-se sempre de "rinossinusite" e não de sinusite pura isolada. O tratamento clínico é e deve continuar sendo a base da avaliação dessas crianças. A enquete etiológica à procura dos fatores de riscos inflamatórios é fundamental e deve iniciar pelos mais correntes: alergia e refluxo gastroesofágico. Em caso de negatividade, as outras causas, compreendendo a mucoviscidose, deverão ser pesquisadas. O tratamento cirúrgico ou cirurgia funcional dos seios deve ser reservado aos casos particularmente rebeldes. Sua realização deve ser minuciosa, nunca extensa e por um cirurgião particularmente experiente. Tal decisão deve ser excepcional, a realização dessa cirurgia não deve dispensar em nenhum caso a continuação dos tratamentos locais e da avaliação dos fatores de risco citados acima.

Bibliografia

[1] Van Buchem FL, Peeters MF, Knotterus JA. Maxillary sinusitis in children. *Clinical otolaryngology* 1992;*17*:49-53.

[2] Clement P, Bluestone CD, Gordts F, Lusk RP, Otten FW. Management of rhinosinusitis in children. Consensus Meeting, Brussels, Belgium, September 13, 1996. *Arch Otolaryngol Head Neck Surg* 1998;*124*:31-34.

[3] Jones NS. Current concepts in the management of paediatric rhinosinusitis. *The Journal of Laryngology and Otology* 1999;*113*:1-9.

[4] Wald ER. Microbiology of acute and chronic sinusitis in children and adults. *Am J Med Sci* 1998;*316*:13-20.
[5] Shapiro GG, Virant FS, Furukawa CT, Person WE, Bierman W. Immunological defects in patients with refractory sinusitis. *Pediatrics* 1991;*87*:311-316.
[6] Brook I, Yocum P, Shah K. Aerobic and anaerobic bacteriology of concurrent chronic otitis media with effusion and chronic sinusitis in children. *Arch Otolaryngol Head Neck Surg* 2000;*126*:174-176.
[7] Haimi-Cohen Y, Amir J, Zeharia A, Danziger Y, Ziv N, Mimouni M. Isolated sphenoidal sinusitis in children. *Eur J Pediatr* 1999;*158*:298-301.
[8] Yucel OT, Ogretmenoglu O. Subdural empyema and blindness due to cavernous sinus thrombosis in acute frontal sinusitis. *Int J Pediatr Otorhinolaryngol* 1998;*46*:121-125.
[9] Wald ER. Chronic sinusitis in children. *Journal of Pediatrics* 1995;*127*:339-347.
[10] Barbero GJ. Gastroesophageal reflux and upper airway disease: a commentary. *Otolaryngologic Clinics of North America* 1996;*29*:27-38.
[11] DiBaise JK, Huerter JV, Quigley EM. Sinusitis and gastroesophageal reflux disease. *Ann Intern Med* 1998;*129*:1078.
[12] Parsons DS, Phillips SE. Functional endoscopic surgery in children. A retrospective analysis of results. *Laryngoscope* 1993;*103*:899-903.
[13] Coste A, Gilain L, Roger G, Sebbagh G, Lenoir G, Manach Y, Peynegre R. Endoscopic and CT-scan evaluation of rhinosinusitis in cystic fibrosis. *Rhinology* 1995;*33*:152-156.
[14] De Gaudemar I, Contencin P, Van den Abbeele T, Munck A, Navarro J, Narcy P. Is nasal polyposis in cystic fibrosis a direct manifestation of genetic mutation or a complication of chronic infection? *Rhinology* 1996;*34*:194-197.
[15] Bush A, Cole P, Hariri M, Mackay I, Phillips G, O'Callaghan C, Wilson R, Warner JO. Primary ciliary dyskinesia: diagnosis and standards of care. *Eur Respir J* 1998;*12*:982-988.
[16] Bothwell MR, Parsons DS, Talbot A, Barbero GJ, Wilder B. Outcome of reflux therapy on pediatric chronic sinusitis. *Otolaryngol Head Neck Surg* 1999 Sep;*121(3)*:255-262.
[17] Ulualp SO, Toohill RJ, Hoffmann R, Shaker R. Pharyngeal pH monitoring in patients with posterior laryngitis. *Otolaryngol Head Neck Surg* 1999;*120*:672-677.
[18] Wald ER. Radiographic sinusitis : illusion or delusion? *Pediatric Infectious Disease Journal* 1993;*12*:792-793.
[19] Manning S, Biavati MJ, Phillips DL. Correlation of clinical sinusitis signs and symptoms to imaging findings in pediatric patients. *International Journal of Pediatric Otolaryngology* 1996;*37*:65-74.
[20] Glasier CM, Ascher DP, Williams KD. Incidental paranasal sinus abnormalities on CT of children: clinical correlation. *AJNR Am J Neuroradiol* 1986;*7*:861-864.
[21] Lusk RP, McAlister B, Fouley A. Anatomic variation in paediatric chronic sinusitis. *Otolaryngologic Clinics of North America* 1996;*29*:75-91.
[22] Willner A, Choi SS, Vezina, LG, Lazar RH. Intranasal anatomic variations in pediatric sinusitis. *American Journal of Rhinology* 1997;*11*:355-360.
[23] Talbot AR, Herr TM, Parsons DS. Mucociliary clearance and buffered hypertonic saline solution. *Laryngoscope* 1997;*107*:500-503.
[24] Shoseyov D, Bibi H, Shai P, Shoseyov N, Shazberg G, Hurvitz H. Treatment with hypertonic saline versus normal saline nasal wash of pediatric chronic sinusitis. *J Allergy Clin Immunol* 1998;*101*:602-605.
[25] McCormick DP, John SD, Swischuk LE, Uchida T. A double-blind, placebocontrolled trial of decongestant-antihistamine for the treatment of sinusitis in children. *Clin Pediatr* (Phila) 1996;*35*:457-460.
[26] Otten FWA, Grote JJ. Treatment of maxillary sinusitis in children. *International Journal of Pediatric Otolaryngology* 1988;*15*:269-278.
[27] Dohlman AW, Hemstreet MP, Odrezin GT, Bartolucci AA. Subacute sinusitis : are antimicrobials necessary? *Journal of Allergy and Clinical Immunology* 1993;*91*:1015-1023.
[28] Davidson TM, Murphy C, Mitchell M, Smith C, Light M. Management of chronic sinusitis in cystic fibrosis. *Laryngoscope* 1995;*105*:354-358.
[29] Lusk RP, Muntz HR. Endoscopic sinus surgery in children with chronic sinusitis a pilot study. *Laryngoscope* 1990;*100*:654-658.

[30] Otten FWA, Van Aarem A, Grote JJ. Long-term follow-up of chronic maxillary sinusitis in children. *International Journal of Pediatric Otolaryngology* 1991;*22*:81-84.
[31] Parsons DS. Chronic sinusitis: a medical or surgical disease? 1996;*29*:1-10.
[32] Lusk RP, Stankiewicz JA. Pediatric rhinosinusitis. *Otolaryngol Head Neck Surg* 1997;*117*:S53-S57.
[33] Shapiro GG, Rachelefsky GS. Introduction and définition of sinusitis. *Journal of Allergy and Clinical Immunology* 1986;*77*:59-65.

ÍNDICE REMISSIVO

Anamnese, 31
Antibioticoterapia
   das rinossinusites, 24, 28
      agudas, 24
         bacterianas, 24
            generalidades, 24
            escolha do antibiótico, 25
            duração do tratamento, 26
            tratamentos auxiliares, 26
      crônicas, 28
Aspiração
   endoscópica, 37
      das secreções, 37
         no meato médio, 37
   sinusal, 37
      secreções nasais *versus*, 37

Bacteriologia
   das rinossinusites, 23-28
      agudas, 23
      crônicas, 27
   laboratório de, 31-41
      no diagnóstico das sinusites, 31-41
      biológico, 31-41

Caráter
   da infecção, 6
      agudo, 6
         rapidez de ocorrência, 6
         duração da sintomatologia, 6
   infeccioso, 6
Cirurgia
   por computador, 53
      assistida, 53
         em rinossinusites, 53
   do seio, 80
      frontal, 80
   das rinossinusites, 119-129
      complicações da, 119-129
         peroperatórias, 119
         pós-operatórias, 123
         tardias, 127
         conclusão, 129

Coleta(s)
   nas sinusites, 36
      diferentes, 36
         punção-aspiração, 37
            com agulhas, 37
         aspiração endoscópica, 37
            das secreções no meato médio, 37
         secreções nasais, 37
            versus aspiração sinusal, 37
         comparação dos métodos, 38
Complexo
   osteomeatal, 57
      observações gerais, 57
         metodológicas, 57
      hipóteses fisiopatológicas, 60
      atitudes terapêuticas, 61
         possíveis, 61
      discussão, 61
Contagem
   bacteriana, 39
      limiar de, 39

Dente(s)
   sinusais, 87
      seio, 88
         relações, 88
Desvio(s)
   septal, 57
      definição do, 57
      na população, 58
         geral, 58
            freqüência dos, 58
            suspeita de sinusite, 59
            prevalência dos, 59
   e anomalias osteomeatais, 59
      importância do, 59
         relação entre, 59
   hipóteses, 60
      psicopatológicas, 60
   atitudes terapêuticas, 61
      possíveis, 61
   discussão, 61

Escore(s)
  uma ajuda, 40
    para decisão, 40
Exame(s)
  bacteriológico, 38
    realização de, 38
      critérios, 38
    direto, 39
      leucócitos no, 39
      patógenos no, 39
      visualização dos, 39
  em rinossinusites, 43-54
    de imagem, 43-54
      técnicas de exploração, 43
      cirurgia por computador, 53
        assistida, 53
      conclusão, 54
Exploração
  técnicas de, 43
    radiografias, 43
      simples, 43
    TC, 44
    RM, 45

Forame
  apical, 88
    importância do, 88
    papel do, 88

Imagem
  em rinossinusites, 43-54
    exames de, 43-54
      técnicas de exploração, 43
      cirurgia por computador, 53
        assistida, 53
      conclusão, 54
Infecção
  caráter da, 6
    agudo, 6
      rapidez de ocorrência, 6
      duração da sintomatologia, 6

Laboratório
  técnicas de, 35
    qualidade, 35
      da coleta, 35
      do transporte, 35
    exame direto, 35
    semeadura, 36
    contagem bacteriana, 36
    prática, 36
Leucócito(s)
  no exame direto, 39

Meato
  médio, 37

  secreções no, 37
    aspiração das, 37
      endoscópica, 37
Micose(s)
  sinusais, 99-105
Mucocele(s)
  nas sinusites, 53
    complicadas, 53
  nasossinusais, 107-111
    localizações, 107
    etiologias, 107
    sinais funcionais, 107
    exame, 108
      clínico, 108
      complementares, 109
    bacteriologia, 110
    tratamento, 110
      cirúrgico, 110
    resultados, 111

Nosologia
  das sinusites, 3-8
    infecciosas, 3
      agudas, 3
  das rinossinusites, 3-8
    infecciosas, 3, 7
      agudas, 3
      crônicas, 7

Paciente
  não-infectado, 34
    flora normal do, 34
Parâmetro(s)
  sangüíneos, 39
Punção-Aspiração
  com agulha, 37
Purulência
  macroscópica, 39

Rinite, 3
  argumentos, 4
    anatômicos, 4
    fisiológicos, 5
    clínicos, 5
    radiológicos, 5
  conclusão, 5
  virais, 9-19
    epidemiologia, 9
    classificação, 10
    fisiopatologia, 12
      mecanismo de defesa, 15
      reação, 15
        inflamatória, 15
        imunológica, 16
    clínica, 17
    diagnóstico, 18

tratamento, 18
  profilaxia, 18
  vacinação, 18
  etiologia, 19
  antiinflamatório, 19
  conclusão, 19
Rinossinusite(s)
 nosologia das, 3-8
 infecciosas, 3, 7
  agudas, 3
   nosologia, 3
   rinite, 3
   caráter, 6
    agudo da infecção, 6
    infeccioso, 6
  crônicas, 7
   nosologia das, 7
    definição de cronicidade, 7
    agente infeccioso, 7
 argumentos, 4
  anatômicos, 4
  fisiológicos, 5
  clínicos, 5
  radiológicos, 5
 conclusão, 5
 bacteriologia das, 23-28
  agudas, 23
 antibioticoterapia das, 23-28
  agudas, 24, 46
   bacterianas, 24
    antibioticoterapia das, 24
     generalidades, 24
     escolha do antibiótico, 25
     duração do tratamento, 26
     tratamentos auxiliares, 26
   exames em, 46
    de imagem, 46
   sinusite, 46
    bloqueada, 46
    maxilar, 46
    frontais, 46
    esfenoidais, 46
    da criança, 46
  crônicas, 27, 46
   bacteriologia das, 27
   antibioticoterapia das, 28
   exames em, 46
    de imagem, 46
   lesão, 47
    avaliação da, 47
   estudo, 48
    morfológico, 48
   pontos de reparo anatômico, 49
    como visualizar os, 49
   variações anatômicas, 50
    a serem pesquisadas, 50

 exames em, 43-54
  de imagem, 43-54
   técnicas de exploração, 43
   cirurgia por computador, 53
    assistida, 53
   conclusão, 54
 subagudas, 46
  exames em, 46
   de imagem, 46
  sinusite, 46
   bloqueada, 46
   maxilar, 46
   frontais, 46
   esfenoidais, 46
   da criança, 46
 responsabilidades nas, 57-62
  observações gerais, 57
   metodológicas, 57
 fúngicas, 103
  alérgicas, 103
   clínica, 103
   diagnóstico, 104
   tratamento, 104
 complicações das, 113-116
  fatores, 113
   predisponentes, 113
 cirurgia das, 119-129
  complicações da, 119-129
   peroperatórias, 119
   pós-operatórias, 123
   tardias, 127
  conclusão, 129
Secreção(ões)
 no meato médio, 37
  aspiração das, 37
   endoscópica, 37
 nasais, 37
  versus aspiração sinusal, 37

Seio
 frontal, 79, 80
  anatomia do, 79
   cirúrgica, 79
  cirurgia do, 80
  dente, 88
   relações, 88
Septo
 nasal, 57-62
  observações gerais, 57
   metodológicas, 57
  desvios de, 58
   na população, 58, 59
    geral, 58
     freqüência dos, 58
     suspeita de sinusite, 59
     prevalência dos, 59

angulação do, 60
  e lado da sinusite, 60
    relação entre, 60
  forma do, 60
    e sinusite, 60
      relação entre, 60
  hipóteses fisiopatológicas, 60
  atitudes terapêuticas, 61
    possíveis, 61
  discussão, 61
Sinusite(s)
  nosologia das, 3-8
  infecciosas, 3
    agudas, 3
      nosologia, 3
      rinite, 3
      rinossinusite, 3
      caráter, 6
        agudo da infecção, 6
        infeccioso, 6
  diagnóstico das, 31-41
    biológico, 31-41
      laboratório de bacteriologia no, 31-41
  microbiana, 31
    etiologia das, 31
      agudas, 31
      crônicas, 32
      nosocomiais, 33
      pacientes debilitados, 33
  coletas nas, 36
    diferentes, 36
      punção-aspiração, 37
        com agulhas, 37
      aspiração endoscópica, 37
        das secreções no meato médio, 37
      secreções nasais, 37
      versus aspiração sinusal, 37
  bloqueada, 46, 114
    agudas, 114
  maxilar, 46
  frontais, 46, 73-84
    avaliação, 73-84
    fisiopatologia da, 73
    aguda, 74
      avaliação da, 74
      tratamento da, 75
    recidivante, 76
      tratamento da, 77
    crônica, 78
      tratamento da, 79
  esfenoidais, 46

da criança, 46, 133-138
  crônica, 133-138
    fatores etiológicos, 134
    exames de imagem, 136
      papel dos, 136
    princípios terapêuticos, 137
    conclusão, 138
complicadas, 51
  complicações, 51
    orbitárias, 51
    meningoencefálicas, 52
    ósseas, 52
  mucoceles, 53
lado da, 60
  soma da angulação septal e, 60
    relação entre, 60
forma septal e, 60
  relação entre, 60
nosocomiais, *ver* SN, 65-70
de origem dentária, 85-97
  dentes, 87
    sinusais, 87
      seio, 88
        relações, 88
    forame apical, 88
      importância do, 88
      papel do, 88
  etiopatogenia, 89
  diagnóstico, 90
  tratamentos, 94
  conclusão, 96
fúngicas, 99
  invasivas, 99
    clínica, 100
    diagnóstico, 100
    tratamento, 101
  não-invasivas, 101
    forma localizada, 101
    micetoma, 101
  complicações das, 114
    orbitárias, 114
    meningoencefálicas, 115
    iatrogênicas, 116
SN (Sinusites Nosocomiais)
  fisiopatologia, 65
  incidência, 65
  aquisição de, 67
    fatores de risco de, 67
  diagnóstico da, 68
  microbiologia, 68
  conseqüências das, 69
  tratamento, 69